支气管镜
一探究竟

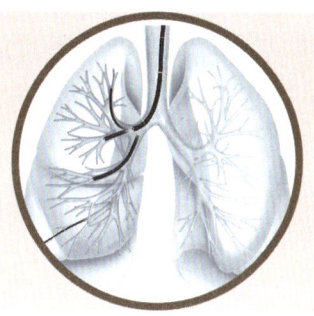

主 编
曹卫军 汪 浩 顾 晔

上海科学技术出版社

图书在版编目（CIP）数据

支气管镜：一探究竟 / 曹卫军，汪浩，顾晔主编.
上海：上海科学技术出版社，2025.6. -- ISBN 978-7-5478-7111-9

Ⅰ. R768.1

中国国家版本馆CIP数据核字第2025RT2247号

支气管镜：一探究竟

主编 曹卫军 汪浩 顾晔

上海世纪出版（集团）有限公司 出版、发行
上 海 科 学 技 术 出 版 社
（上海市闵行区号景路159弄A座9F-10F）
邮政编码201101 www.sstp.cn
常熟市华顺印刷有限公司印刷
开本 720×1000 1/16 印张 9.75
字数：165千字
2025年6月第1版 2025年6月第1次印刷
ISBN 978-7-5478-7111-9/R·3242
定价：48.00元

本书如有缺页、错装或坏损等严重质量问题，
请向承印厂联系调换

内容提要

随着呼吸系统疾病的发病率日益增高,大家越来越重视自己的呼吸系统健康,支气管镜技术作为一种常用的微创诊疗手段,也逐渐走进大众的视野。然而,大家普遍对支气管镜感到陌生,甚至心生抵触。鉴于此,上海市肺科医院内镜中心团队编写了本书,旨在让更多人了解支气管镜,打消面对支气管镜检查的恐惧,共促医患和谐交流,助力疾病诊治顺利推进。

本书对支气管镜的工作原理、操作流程、可以诊疗的疾病,以及在检查过程中的常见问题,进行了通俗易懂的介绍,配以插图、流程图等,帮助有呼吸系统疾病,需要进行支气管镜检查的患者以及关注自身呼吸系统健康的民众全面了解支气管镜诊疗这一常用技术。

支气管镜：一探究竟

编者名单

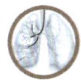

主 编
曹卫军 汪 浩 顾 晔

副主编
于冬梅 杨 莉 王 海 吴鹭龄 葛星昱

编 者
吴 颖 董家炜 刘 缨 薛 莉 殷 燕

绘 图
吴鹭龄

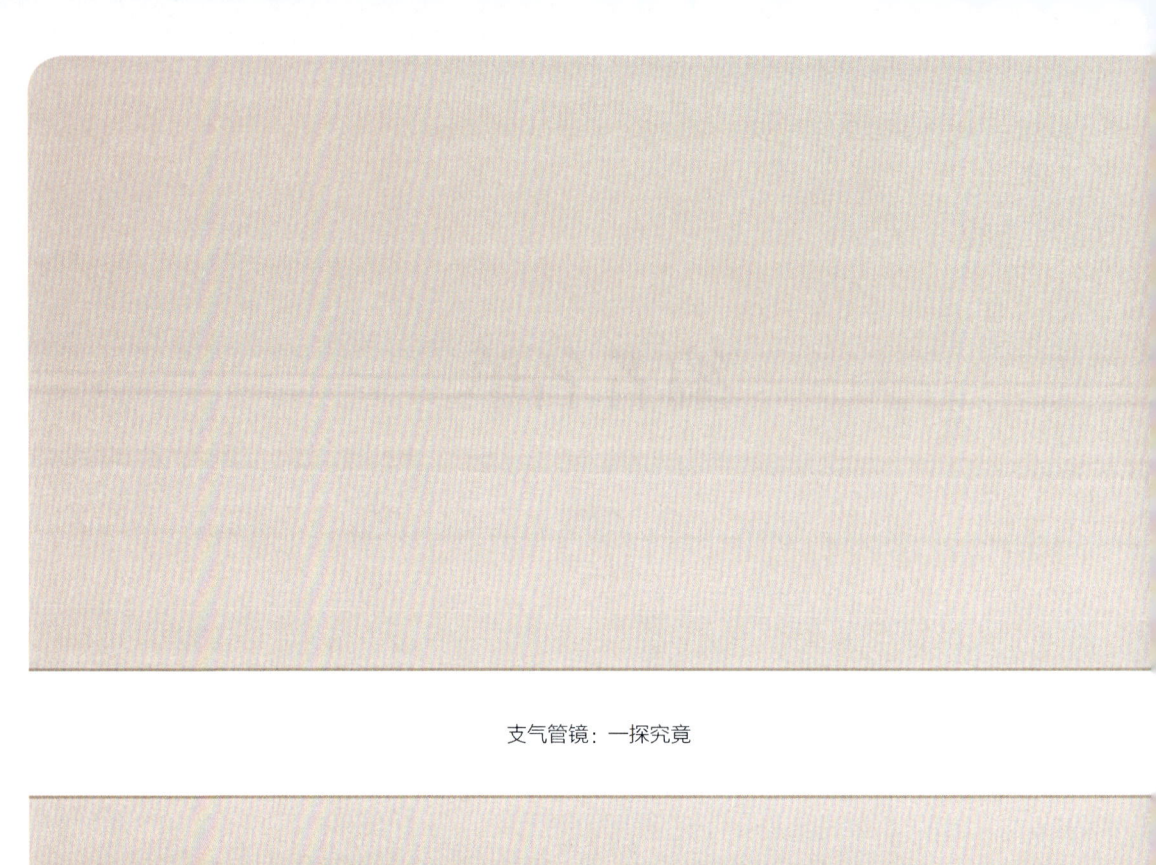

支气管镜:一探究竟

前 言

近年来,大家对呼吸健康关注度日益增高。我们的肺是一个与外界相通的器官,从婴儿呱呱坠地的第一声啼哭开始,人的一辈子每时每刻都需要呼吸。然而,空气中的很多杂质会引起各种呼吸道疾病,吸烟、做饭时的油烟,以及一些职业因素都会造成肺部疾病。呼吸道传染病的流行也让大家更重视自己的呼吸健康,定期的胸部CT检查已经成为许多老百姓的共识。在门诊,我们会遇到许多因担心得肺病而来做体检的人,大家也知道肺癌与慢性阻塞性肺疾病的发病率一直居高不下。因此,关注肺部健康,了解常规的肺部疾病诊疗技术,是一件刻不容缓的事情。

大家普遍害怕有较大创伤的诊疗方法,更有甚者会抵触手术治疗。其实,随着医学的不断发展,已有更多的微创技术应用于肺部疾病的诊断与治疗。支气管镜技术就是一种包含了各类技术的胸部微创诊疗手段。支气管镜像一支铅笔这么粗,通过我们人体的自然腔道(气管)进入体内,在医生操控下进行一系列诊断和治疗的工作。支气管镜检查可以在无痛麻醉下完成,并且操作简便,安全性高。目前,大部分肺内疾病都需要用到支气管镜来诊断,对于一些无法手术的患者也可以通过支气管镜来治疗。

支气管镜的应用越来越普及,诊疗范围越来越大,但是大家对它却知之甚少。大家可能了解胃肠镜筛查早期消化道肿瘤,了解心脏介入安装支架治疗冠心病,了解肾结石可以通过内镜来打碎取出,但是对于支气管镜是干什么的却并不清楚。因为支气管镜技术的发展集中在近10年,而且新技术层出不穷，科普与健康宣教的速度跟不上技术发展。所以，为了让更多人了解支气管镜，了解肺部疾病的微创诊疗，上海市肺科医院内镜中心团队编写了这本支气管镜科普读物，分享给广大读者。

上海市肺科医院内镜中心有40余年的历史，长期开展呼吸内镜相关技术，每年承载着上海市及周边地区近3万例支气管镜检查及治疗的工作任务。上海市肺科医院也是在国内最早开展无痛支气管镜、超声支气管镜检查的单位之一，拥有丰富的理论基础和临床经验。

本书一共分为四个部分，通过45篇原创科普短文来介绍支气管镜的工作原理、操作流程、可以诊疗的疾病，以及在检查过程中的常见问题。本书尝试用通俗易懂的语言，让更多读者全面了解这项技术，并打消面对检查的恐惧感，正视疾病，帮助选择合适的方法治疗疾病。另外，本书也介绍了大家普遍关心的肺部小结节问题，以及如何用最新的内镜手段来微创诊疗肺部小结节，以解除后顾之忧。

全书图文并茂，包含原创手绘漫画与各类照片，从大众读者的角度出发，循序渐进地介绍了支气管镜检查的方方面面，相信读者在阅读后，对该项技术及肺部健康相关问题能有更全面、更深刻的了解。

特将此书献给正在受到肺部疾病困扰或者关心肺部健康的广大人士，希望大家阅读后能有所收获，这也是编者最大的心愿。

顾晔

2025年1月

目 录

什么是支气管镜
.... 001

01 气管、支气管长什么样 / 002

02 支气管镜——呼吸科医生的"第三只眼睛" / 006

03 小镜头，大能量——支气管镜微创诊疗技术简介 / 010

04 支气管镜长什么样 / 015

05 硬质支气管镜 / 018

06 荧光支气管镜 / 020

07 一次性支气管镜 / 023

08 在肺里大显神通的"神兵利器" / 025

支气管镜检查全知道
.... 029

09 为什么要做支气管镜检查 / 030

10 发现肺部小结节一定要做手术吗 / 034

11 咯血的患者能做支气管镜检查吗 / 036

12 气管放了支架还能做磁共振成像检查吗 / 039

13 如何预约支气管镜检查 / 042

14 做支气管镜检查前需要做哪些准备 / 045

15 做支气管镜检查前为什么不建议做美甲 / 048

16 支气管镜检查前后多久不能吃东西 / 050

17 肺癌患者支气管镜术后如何饮食 / 052

18 支气管镜检查选择局部麻醉还是无痛 / 055

19 局部麻醉支气管镜检查 / 058

20 无痛支气管镜检查 / 061

21 反复使用的支气管镜会传染疾病吗 / 064

22 为什么做完支气管镜检查咳得更厉害了 / 067

23 为什么有些支气管镜检查报告不能马上出来 / 070

24 为什么有些患者的支气管镜检查费用比别人多 / 074

常见的支气管镜技术 077

25 支气管镜冷热技术：冰与火的洗礼 / 078

26 经支气管镜冷冻肺活检：不用开胸的验肺 / 081

27 支气管镜＋气管支架：架起"息"望 / 084

28 支气管镜＋超声：气道内也能做超声检查 / 087

29 支气管镜＋激光：气道内的一道"彩虹" / 089

30 支气管镜＋虚拟导航：气道里的"指南针" / 092

31 支气管镜＋磁导航：精准定位肺部小结节 / 095

支气管镜能诊治哪些疾病 099

32 呼吸道常见病的内镜下表现 / 100

33 肺里咳出的痰到底是什么 / 104

34 支气管镜在肺癌快速诊疗中的作用 / 107

35 肺结核与支气管镜的前世今生 / 110

36 支气管镜也可以治疗慢性气道疾病 / 113

37 肺部感染也需要做支气管镜吗 / 115

38 气道里有异物怎么办 / 118

39 支气管里长了石头怎么办 / 121

40 气道狭窄怎么办 / 124

41 肺内漏气怎么办 / 127

42 肺像个大气球怎么办 / 130

43 肺灌洗疗法："沐浴重生" / 133

44 支气管扩张症是怎么一回事 / 136

45 胸水不断、难诊断怎么办 / 139

参考文献 142

什么是支气管镜

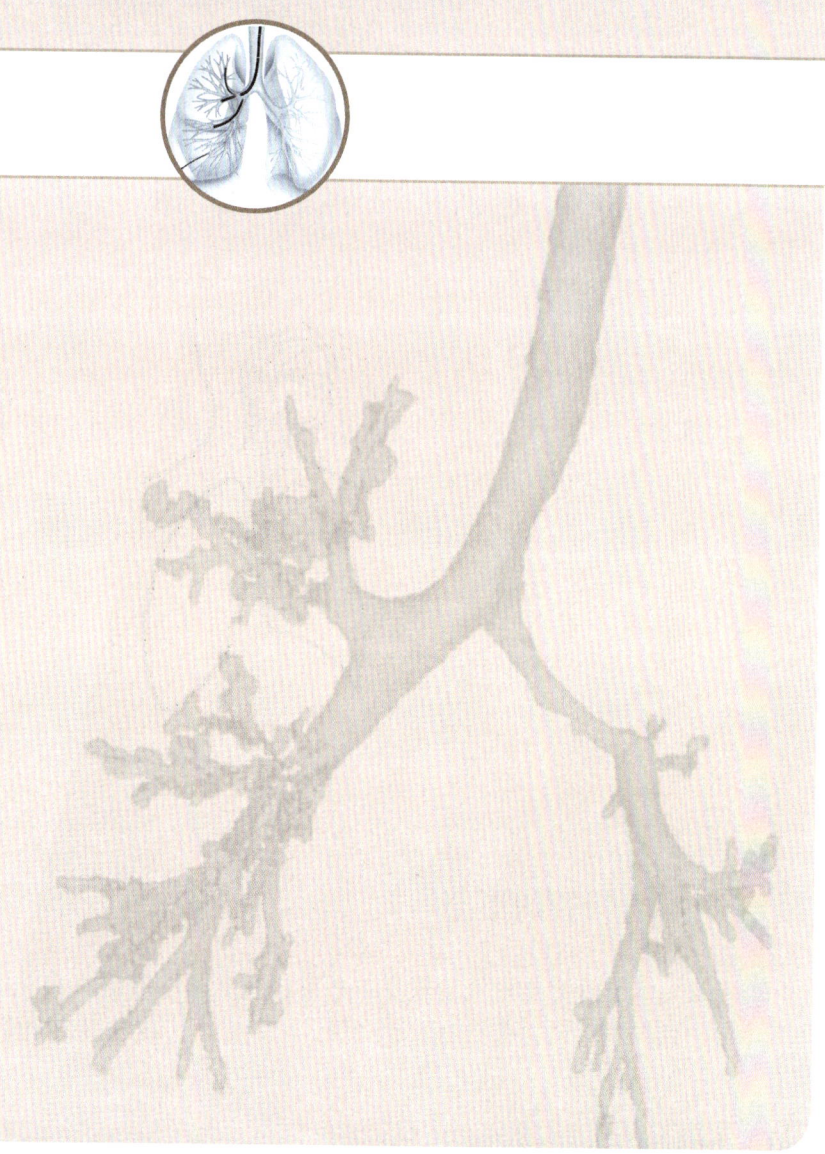

01 气管、支气管长什么样

董家炜

大家是否产生过疑问,我们的气管、支气管到底长什么样?为什么一咳嗽或者哮喘,医生立马就会提到气管、支气管呢?接下来,就来认识一下我们的呼吸系统。

首先,呼吸系统是由呼吸道和肺组成的。其中,呼吸道包括鼻、咽、喉、气管和支气管等。通常,我们称鼻、咽、喉为上呼吸道,气管和各级支气管为下呼吸道,主气管向下分为左、右主支气管。

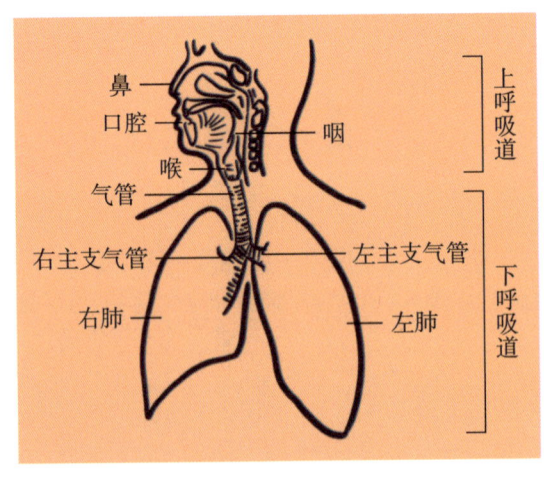

呼吸系统示意图

🫁 气管的形态

气管主要由气管软骨、平滑肌纤维及结缔组织构成。气管软骨呈"马蹄铁"形,约占气管周径的2/3。在气管中,软骨环是气管壁的一部分,它们

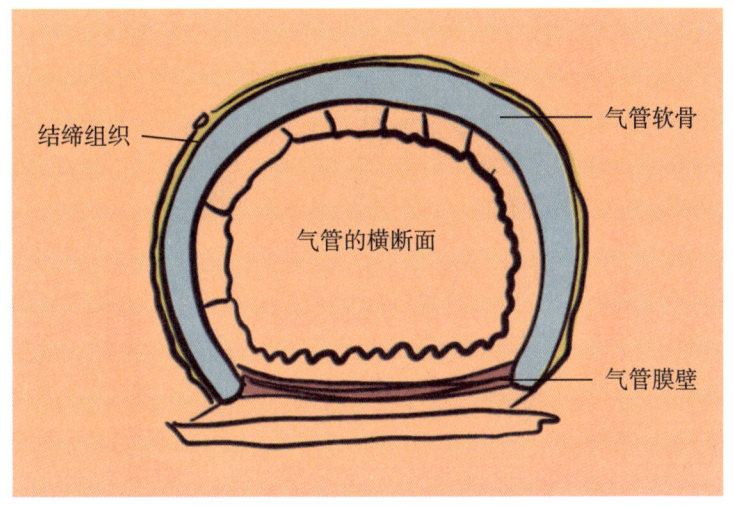

气管横断面示意图

呈"C"形,帮助保持气管的通畅,并防止气管在呼吸时塌陷。这些软骨环的背部通常是软组织或肌肉,具有一定的灵活性。男性平均较女性多一个软骨环。

气管软骨具有支架作用,可使气管壁不被压扁,保持管腔永远呈开放状态,来维持呼吸功能的正常进行。在胸腔内,食管位于气管的后方,这时候两者的接触更为紧密。但它们之间由结缔组织和膜层隔开,保持一定的空间,并且两者有一定的解剖适应性以确保正常的吞咽和呼吸功能。同时,气管膜壁的可伸缩性使得在吞咽食物时,食管可以适当扩张,而不会受到气管的过度挤压或阻碍。

气管的长度和口径因性别和年龄而不同。一般而言,成年男性的气管较女性长而粗;小儿的气管细小,位置较深,且活动度较大,故容易受到刺激而导致损伤。

气管的位置

气管的上端多位于第6颈椎体的下缘。一般而言,女性的气管上端较男性稍高。气管杈是气管的末端分叉成左、右主支气管的解剖结构,它位于第5胸椎体稍偏向中线右侧,当深呼吸时,可下降到第6胸椎体的高度。新生儿气管杈的位置前面多与第2胸肋关节相对,后面多平对第4胸椎。

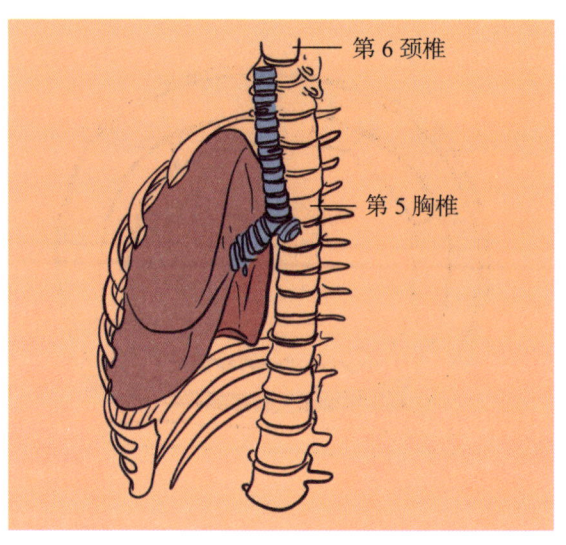

成人气管位置示意图

🫁 气管的构造

气管和支气管就像许许多多的道路,通往整个肺部。其中,主气管是下呼吸道的主要道路,再往下分就可以看到左主支气管和右主支气管,它们之间的夹角称为气管杈交角。支气管夹角的大小与每个人的胸廓形状有关,胸廓短宽者夹角较大,反之则较小。如果夹角的大小有偏差,代表可能有一些疾病的发生,需要及时去医院就诊。

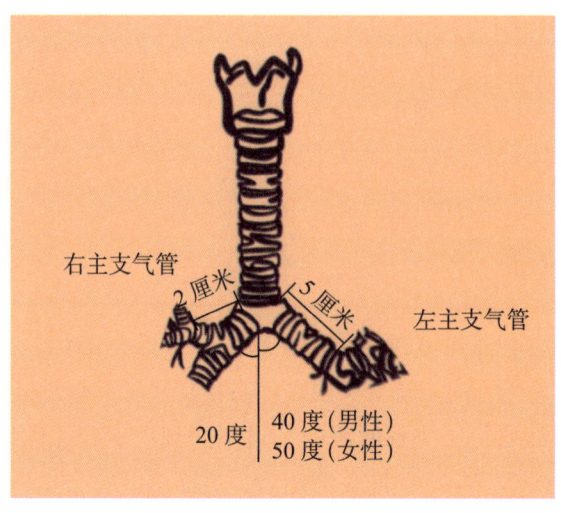

左、右主支气管示意图

左侧支气管细而长，而且倾斜角度较大，它的上方有主动脉跨过。右侧支气管短而粗，并且为气管的直接连续，较为陡、直，所以异物大多会坠入右支气管内。

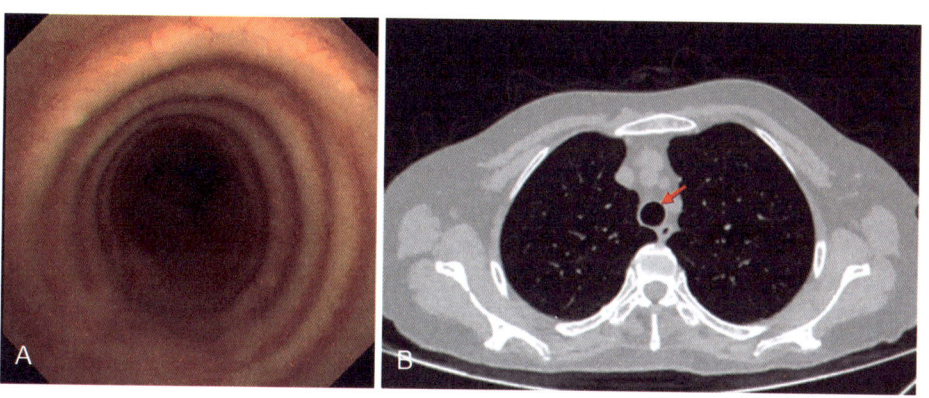

图 A 显示支气管镜下主气管；图 B 中，红箭头指示 CT 下主气管

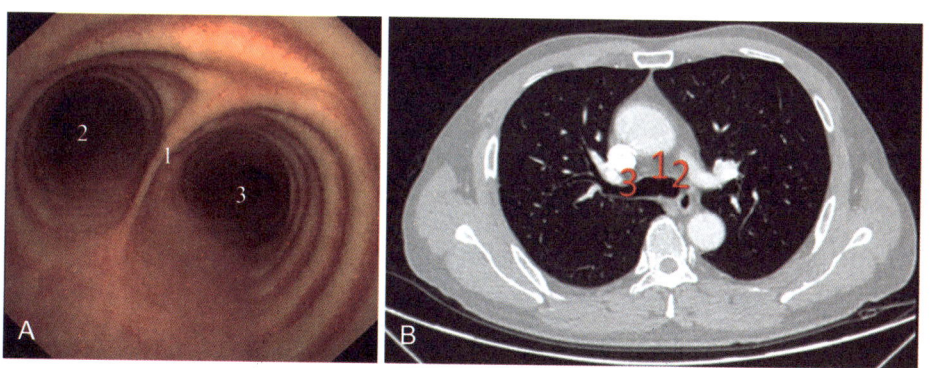

1：隆突；2：左主支气管；3：右主支气管

气管、支气管在人体中起着很重要的作用，是下呼吸道的主要通道。如果气管、支气管受损或因先天性因素发生了病变，会对人体健康产生巨大的影响。因此，保持健康的生活习惯，如戒烟、饮食规律、注意季节变化等，可以减少呼吸道疾病的发生。如果出现呼吸困难、咯血等症状，要及时就医，千万不可讳疾忌医。

02 支气管镜——呼吸科医生的"第三只眼睛"

顾晔

1816 年,法国医生林奈克发明了听诊器;1895 年,拉塞尔·雷诺兹发明了 X 线机。在 200 多年后的今天,这两个仪器已经成为呼吸科医生必不可少的"两只眼睛"。但是,很多人不知道,随着医学科技的发展,呼吸科医生还有"第三只眼睛"——支气管镜。听诊器可以辨别不同的呼吸音来诊断疾病,X 线机可以通过透视来发现肺部病症,而支气管镜则可以进入气管内部观察气管及其周围的情况。

白光支气管镜和荧光支气管镜

支气管镜可以直视气管内壁,观察气管有无病变,这是它最基本的功能,术语叫作"白光检查"。通过光线的改变,我们还可以看到肉眼见不到的东

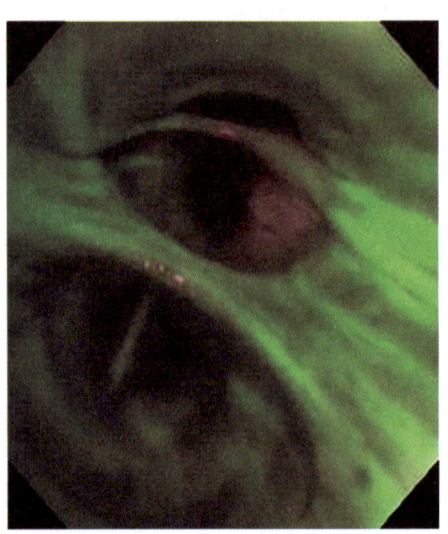

荧光支气管镜下红色的病灶暴露无遗

西。有一种特殊的显像方式,叫作荧光支气管镜,类似于演唱会上挥舞的荧光棒。特殊的蓝光照射在气管内,可以反射出翠绿色的荧光。如果气管内有肿瘤或者其他黏膜病变,绿色的荧光就会变成洋红色,这样医生很容易就能发现病灶的所在,从而进行活检取样,诊断疾病。对于一些需要手术的患者,也可以在术前通过荧光支气管镜来判断肿瘤侵犯的范围,外科医生由此来判断手术切除的范围。

窄带成像

支气管镜下还有一种技术叫作窄带成像。顾名思义,"窄带"就是将光谱变窄,以突显特殊的结构,这样就可以将气管黏膜和黏膜下的血管暴露清晰。早期的肿瘤性病变往往会表现在血管的扭曲、变形,通过窄带成像可以发现早期的气管内肿瘤,进行诊断和相应的治疗,从而提高患者的生存率和生活质量。

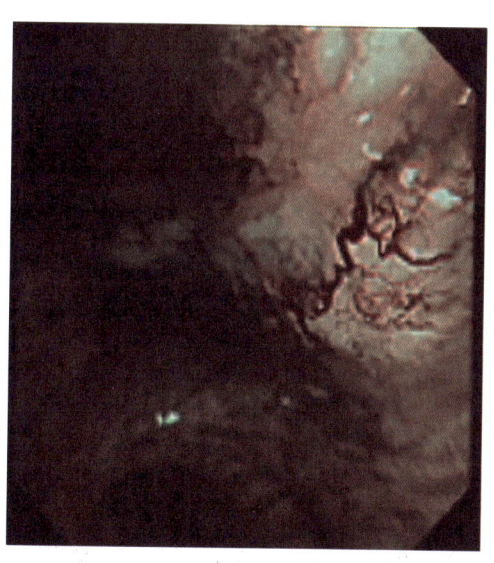

窄谱支气管镜下气管黏膜血管清晰可见

光学相干断层成像

支气管镜下还能通过红外线成像来观察气管壁的结构,叫作光学相干断层成像。薄薄的一层气管壁其实包含很多结构,许多疾病(如哮喘、慢性支

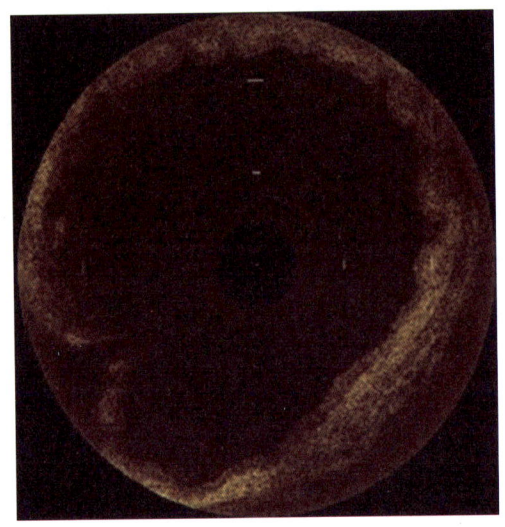

光学相干断层扫描可以看到气管壁的每一层结构

气管炎、慢性阻塞性肺疾病等）都是因气管壁结构异常而产生症状的。这项技术可以评估病情的严重性及治疗效果，也是一种特殊的成像技术。

共聚焦显微内镜

另外，支气管镜还自带显微镜。有一个细细的探头，可以插入支气管的远端，直达肺部，探头可以把肺部的图像放大1 000倍。这项技术就叫作共聚焦显微内镜。医生可以通过它看到肺泡、肺泡周围的血管，以及肺泡内的细

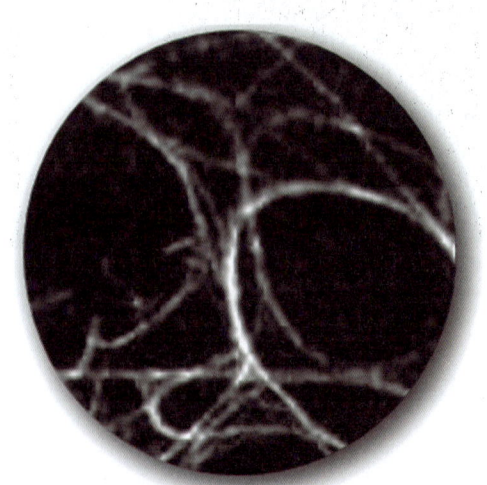

共聚焦显微内镜下的肺泡结构

胞。它可以帮助医生在内镜下对一些疾病做出判断，所以又称为光学活检技术。特别是对于间质性肺病、肺弥漫性病变、肺移植术后排异监测等，可借助共聚焦显微内镜进行辅助诊断。

支气管镜——呼吸科医生的第三只眼睛，还是一只"透视眼"，是名副其实的"呼吸健康卫士"。通过它加载的各类显像技术，医生可以看得更深、更远，让病变无处遁形。将来，随着人工智能（AI）技术的发展，"AI+ 支气管镜"可以帮助医生更快、更精准地发现病变，识别良恶性，明确病灶边界，确定手术切除范围。支气管镜甚至可以变成微型内镜，一头扎进细小的支气管分支内，寻找毫米级别的病灶，这在未来都是有望实现的。

03 小镜头,大能量——支气管镜微创诊疗技术简介

顾晔

几年前,在上海,一架飞机正准备起飞,乘客依次排队登机时,一位乘客看见机翼上巨大的螺旋形发动机,为祈祷飞行的安全,将一枚硬币扔了进去。可想而知,祈祷适得其反,飞机是没有办法按时起飞了。要是在以前,如果要拿出这枚硬币,则需要拆开发动机,消耗巨大的人力、物力,但好在航空公司使用了工业内镜,轻松地将硬币成功取出。

可见,内镜的使用无处不在,在医学领域更是屡见不鲜。早在一个多世纪前,德国医生古斯塔夫·基利安便利用带光源的硬管插入患者的气道,取出一块异物——这就是支气管镜的前身。现在,临床上常用的支气管镜的粗细类似一根铅笔,可以灵活弯曲,就像可以控制方向的镜头,在人体气管内"行走"。它可以观察支气管内的情况,并对异常的部位进行取样诊断,对阻塞的气道进行打通,对有缺口的气管进行封堵。

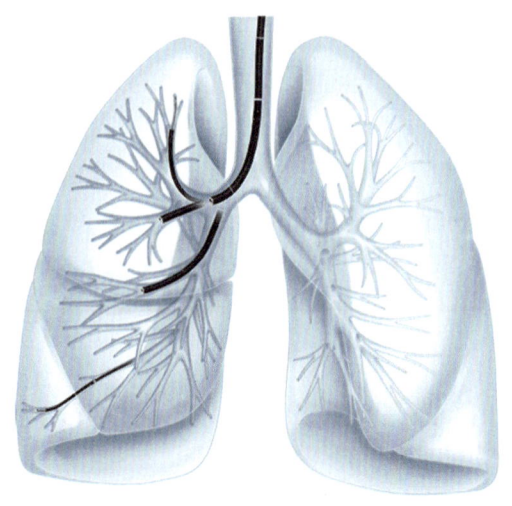

支气管镜检查示意图

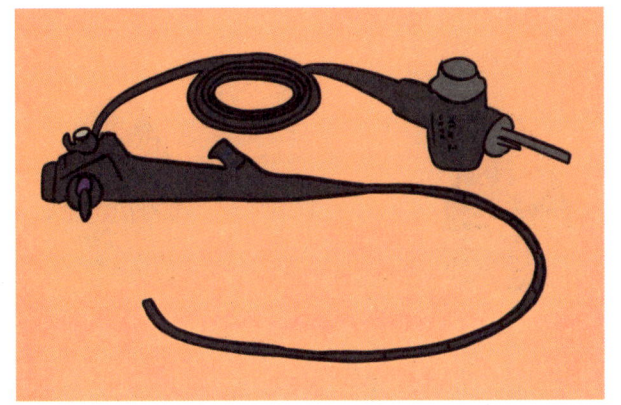
电子支气管镜

呼吸内镜技术也是在不断发展的，虽然它很年轻，从出生至今只有短短的一百多年，而快速成长也只是在新世纪的这二十多年中，但是它独有的优势——微创性、安全性、高效性、经济性——使它拥有大好的发展前景。我们可以大胆预测，将来的十到二十年将是呼吸内镜技术发展的井喷期。随着医学科技的不断发展与人民健康意识的增强，精准诊疗、微创舒适医疗的理念已经被广大民众所接受，且需求逐年增高。支气管镜诊疗是通过气管（人体的自然腔道）作为通道的，不另做切口，创伤小，并发症少，符合微创的概念。

支气管镜及其"附件"

支气管镜是一根长条状的带有光源的镜子，可以通过光电信号来观察气管里的结构。但仅仅这样是不够的，因为很多疾病长在离气管很远的肺里，或者长在气管外面，甚至肉眼无法分辨。

其实，通过支气管镜，我们还可以加载很多的"附件"，类似于手机上的App，来实现各种功能。

- 支气管镜上可以有超声，通过超声波，我们能看到气管外面的结构，也可以直接活检。
- 我们可以让镜子变得更长、更细，再加载导航软件，引导支气管镜走到肺里，诊断肺上的结节。
- 支气管镜也可以改变色泽，用光学的方法对气管黏膜进行染色，让我们发现肉眼见不到的隐匿病变。

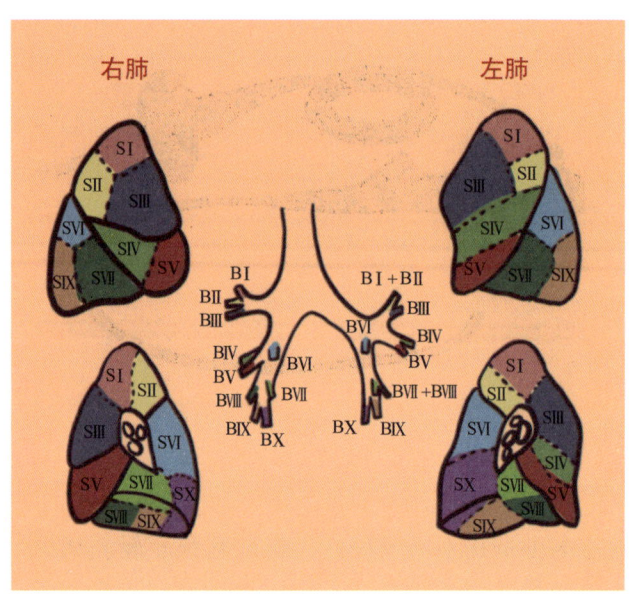

肺及支气管树解剖示意图（S 指肺段，B 指支气管）

• 支气管镜也可以加载显微设备，放大 1 000 倍，直接观察微小的结构，相当于把显微镜放到了肺里，提高我们对疾病的诊断率。

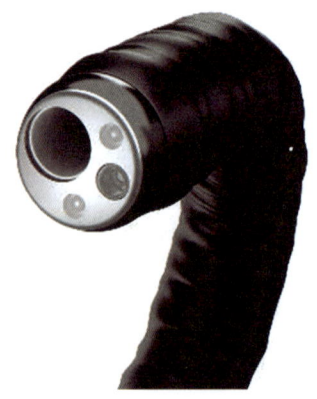

支气管镜就像一根蛇形的管道，可以到达每一个细支气管

支气管镜的治疗功能

想必这些已经让您大跌眼镜了吧，后面我要说的可能更会突破您的想象。支气管镜除了诊断，还有治疗的功能。

- 我们有各种能量平台：高频电、氩气刀、冷冻、等离子、光动力、激光、射频、微波。如此多样化的"立体作战部队"，让气管里的肿瘤无处遁形。
- 药物难以控制的哮喘可以通过类似打蛋器的装置（热成形术）释放射频能力，对气道平滑肌进行消融，改善患者症状。
- 常年的肺气肿、肺大疱患者可以通过一枚小小的单向阀门（单向活瓣）进行微创肺减容手术。
- 老年慢性支气管炎（老慢支）患者通过冷热的方法进行去神经手术，可有效改善多年咳嗽、咳痰、气喘的症状。
- 至于令人寝食难安的肺小结节，现在更有各类消融手段，可在内镜下微创切除。

因此，支气管镜的操作满足了广大病患微创、舒适诊疗的需求，是值得普及与推广的。

支气管镜可以治疗哪些疾病

说到这里，很多朋友一定会问，支气管镜到底能治什么病呢？

- 其实，胸腔内的大部分疾病都可以通过支气管镜来诊断和治疗。大家既熟悉又害怕的肺癌，在早期可以通过支气管镜来诊断和消融；中期可以通过支气管镜进行分期；晚期阻塞气管时，可以通过支气管镜来打通。
- 肺炎是最常见的肺部感染性疾病，不同病菌引起的感染治疗方法也不一样。支气管镜可以帮助临床医生取样检测，明确感染的病因，对症下药。对痰液较多的患者也可以进行冲洗、清理、缓解症状；慢性支气管炎、肺气肿、肺大疱、哮喘等常见的慢性气道疾病现在也可以通过支气管镜进行治疗来改善症状，提高生活质量。
- 另外，各种原因引起的气道狭窄、气道瘘、外科手术前的评估、手术后的气道管理、危重症患者抢救等都会用上支气管镜技术。如今，支气管镜已经成为诊疗肺部、胸腔疾病必不可少的工具之一。

支气管镜的发展

当然，我们最熟悉的"武器"——支气管镜也会不断革新。
- 支气管镜可以变得更细，因为只有更细才能走得更远。

- 支气管镜也可以变得更粗，提供更大的空间给不同的配件。
- 支气管镜会变得更清晰，看得更清楚。
- 支气管镜会变得更加智能，加载人工智能技术，应用机器人技术，自动寻找、识别病变，并进行诊断和治疗。
- 也有可能出现微型机器人，沿着我们的支气管爬向深处，窥探肺里的病情，切除有害的病灶。

目前，最小的支气管镜可以达到3毫米外径；人工智能的发展已经可以自动发现病灶；机器人支气管技术也已经在临床开始应用。也许，这些技术目前还比较稚嫩，但假以时日，我们相信一定可以有所突破。

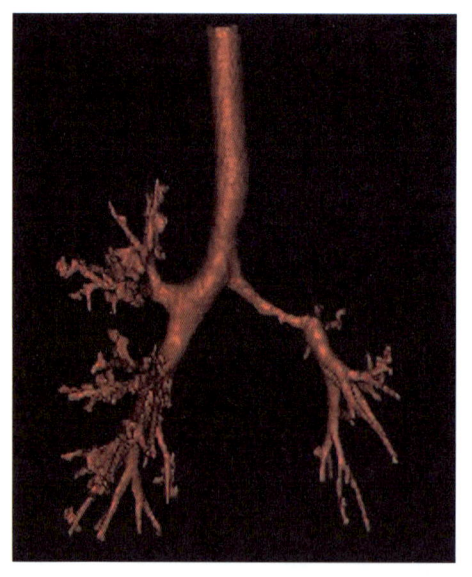

人工智能下的支气管树重建

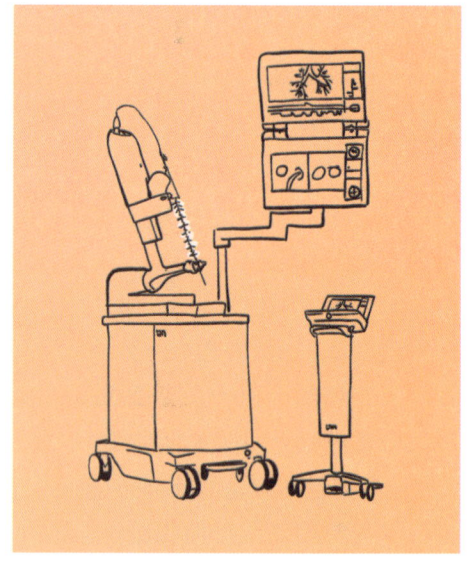

机器人支气管镜系统

小镜头有大能量。在医学高速发展的今天，微创诊疗的概念已经深入人心。由于呼吸系统疾病的发病率逐年升高，人们越来越关注自己的肺部健康。了解支气管镜技术有助于大家跟随医生的脚步，选择最佳的诊疗手段，减轻病痛，减少创伤，早日康复。高效、微创、经济、安全的方法永远是医生与患者的最佳选择。

04 支气管镜长什么样

董家炜

气管检查现在已经慢慢被大家知晓,那支气管镜是什么样子的呢?接下来,就让我们一起来认识一下支气管镜。

支气管镜是一种经口或鼻置入患者下呼吸道的操作器械,主要用于做肺叶、段及亚段支气管病变的观察、活检采样、细菌学和细胞学检查以及介入治疗,配合主机和冷光源可进行摄影、摄像。它适用于气管、支气管、肺部疾病的诊断与治疗。

支气管镜从结构上可以分为纤维支气管镜和电子支气管镜,两者的构造不同。电子支气管镜在纤维支气管镜的目镜处连接一微型主机,将图像转变为数字信号,再在电视系统上显示,是目前医院中运用最多的仪器。

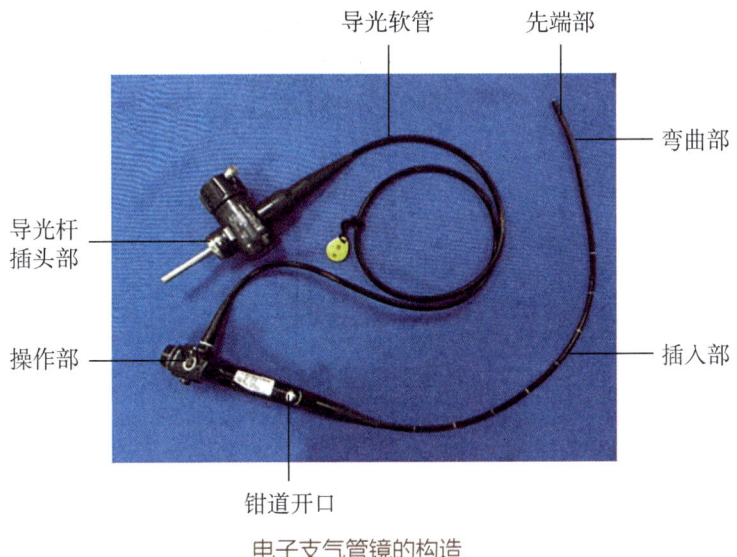

电子支气管镜的构造

纤维支气管镜的构成

纤维支气管镜由光学和非光学两个部分组成。基本构成部分是玻璃纤维束,有一定的韧性,可以适当弯曲,每束纤维直径为 8~12 微米。操作时,气管内的画面不断被玻璃纤维束来回反射,会以每分钟反射 10 000 次的速度从镜头到达操作者手中的目镜。在此过程中,外面的橡胶膜有助于维持影像的稳定。

光缆中也有一条操作通道(直径大于 2 毫米),从操作手柄处一直通往支气管镜的最前端。通道可用于吸引黏液、滴注冲洗液或药物(如局部麻醉药)、进出各种诊疗附件。

通过从手柄部杠杆里发出的走行在光缆中的 2 条钢丝,可以控制支气管镜末端的弯曲部运动,这样支气管镜就可以顺利在气道内"行走"了。金属"外衣"保护了整条插入光缆。

支气管镜的最后一个组成部分是光源,由 1 束或 2 束独立的玻璃纤维束将光线从柄部传播到远端,从而照亮远端的气道。部分纤维支气管镜也可以从手柄部引出一条"通用"光缆,可以连接到医用内镜的光源上,这样可以使得看到的画面更加清晰。

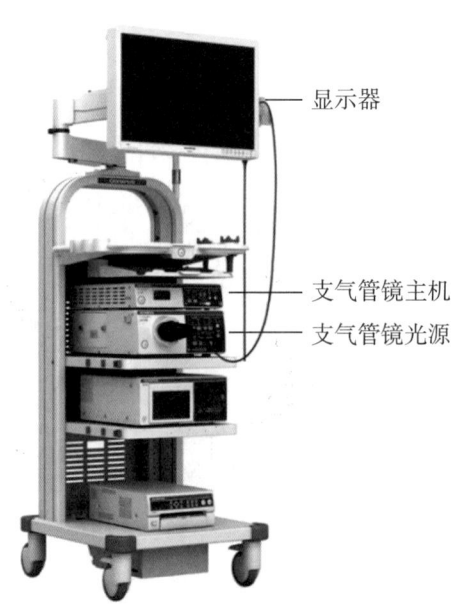

支气管镜主机及光源

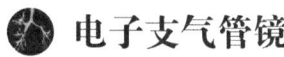 电子支气管镜

电子支气管镜通过将图像转变为数字信号,能够提供实时图像捕捉、录像、编辑等功能。电子元件能将光能转变为电能,再经过视频处理,对图像进行一系列加工处理,并通过各种方式将图像储存和再生,最终显示在电视屏幕上。其影像清晰、色彩逼真、分辨率高,还有放大、摄影、录像、微机处理、资料储存等功能,具有易于操作、更为安全及便于消毒等优点。

软式支气管镜早在 1966 年由日本池田茂人发明,最初采用光纤束,需要外部光源进行照明。它们的外径为 5~6 毫米,能够弯曲 180 度,使其能够进入气管和支气管。随着科学技术日新月异的发展,支气管镜及相关设备均引入了最新的科技,为支气管镜检查提供了更为舒适、精准、高效的保障。我们坚信,在未来还会有更多新的高精尖的技术融入支气管镜中,为各种疑难杂症提供更多的诊疗手段。

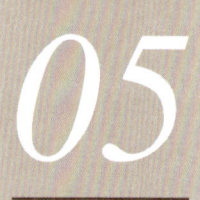

05 硬质支气管镜

董家炜

"什么？医生你说我需要做硬质支气管镜？听着名字怎么那么吓人啊？会不会很危险啊？"很多患者听到"硬质支气管镜"都会产生恐惧心理。那什么是硬质支气管镜？医生为什么要用硬质支气管镜呢？

什么是硬质支气管镜

硬质支气管镜，顾名思义，是个硬的、不能打弯的"钢筒子"。

硬质支气管镜从诞生至今已有110多年的历史了。近年来，随着气管镜介入技术的发展，硬质支气管镜应用的优势逐渐显现。国内外介入呼吸病学专家对硬质支气管镜的关注度和使用率越来越高，硬质支气管镜的临床应用，尤其在中心性气道疾病患者的治疗中，其介入治疗具有优势，更加方便、安全。

现代硬质支气管镜外观就像一根空心的不锈钢钢管，根据不同的功能，分为管径、长度、有无侧孔等各不相同的不同型号，在治疗过程中综合患者的性别、年龄、病情等各种因素进行选择。硬质支气管镜的管壁厚2~3毫米，远端是斜面，以便通过声门和气道内病变的狭窄区域，同时也有利于铲切、除去气道壁上的肿瘤。有些硬镜的远端1/3镜体的管壁上带有侧孔，这是镜体进入一侧主支气管时对侧气道保持通气用的。硬质支气管镜的操作端会有很多个接口，可以用来连接呼吸机、光源、吸引管和操作钳道等。

哪些情况需要使用硬质支气管镜

• 冷冻肺活检：在诊断中，冷冻肺活检的出血风险较高，在硬质支气管镜下进行操作，可放置球囊导管预防大出血风险，安全性更高。

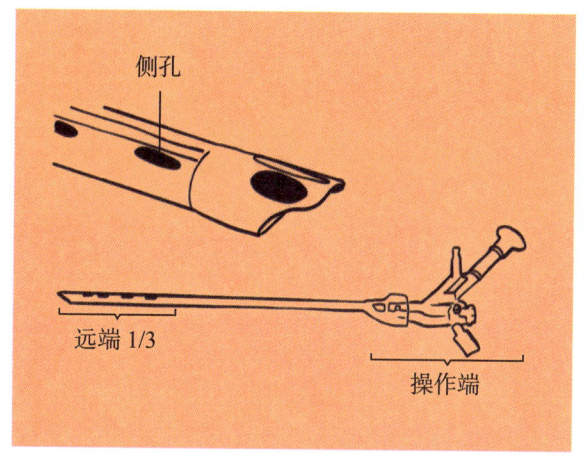

常用硬质支气管镜

- 经导航支气管镜肺活检：在经导航支气管镜肺活检中，硬质支气管镜可提高患者的舒适度，避免咳嗽引起的损伤，尤其适用于取材量较多、操作时间长的患者。
- 儿童硬质支气管镜检查：由于儿童难以配合支气管镜检查，在硬质支气管镜下进行操作仍是诊断和治疗儿童气道疾病的主要方式。目前已有专为儿童配置的硬质支气管镜，可进行气道检查、取异物和介入治疗等。
- 异物取出：在治疗中，硬质支气管镜可用于取出气道异物，在直视下协助异物取出。
- 气道狭窄或阻塞：硬质支气管镜尤其适用于中央型气道阻塞，开通气道过程中有利于各类器械的通过。硬质支气管镜也可联合激光、微波、氩气等离子体凝固、低温、等离子射频、放射性粒子植入、光动力疗法、冷冻治疗、球囊扩张及支架置入等解除中央型气道阻塞。硬质支气管镜在可视下可以协助气道支架的植入。
- 气道大出血：硬质支气管镜在可视下可以进行抽除积血、纱布或球囊压迫止血，以及激光或电凝下止血，更好地为患者保驾护航。

就像所有的有创诊疗一样，硬质支气管镜技术也会有并发症，比如出血等。但硬质支气管镜技术已经是比较成熟的技术了，患者不必害怕，医护人员会根据病情的需要，为患者选择最佳的治疗方案，确保诊疗安全。

06 荧光支气管镜

董家炜

肺部疾病患者，尤其是不少需要手术的肺部疾病患者，在手术前要做支气管镜检查，而且还是荧光支气管镜检查。那么什么是荧光支气管镜检查呢？与普通支气管镜检查相比又有什么区别呢？

什么是荧光支气管镜检查

荧光支气管镜是一种新型的诊断用支气管镜。医学研究人员发现，人体的组织内含有特定荧光基团，经一定波长的光线照射后，这些荧光基团可发射出色彩鲜艳的荧光。肿瘤组织和正常组织由于生物化学结构存在差异，所含荧光基团不同，因此激发出的荧光呈现不同颜色。荧光

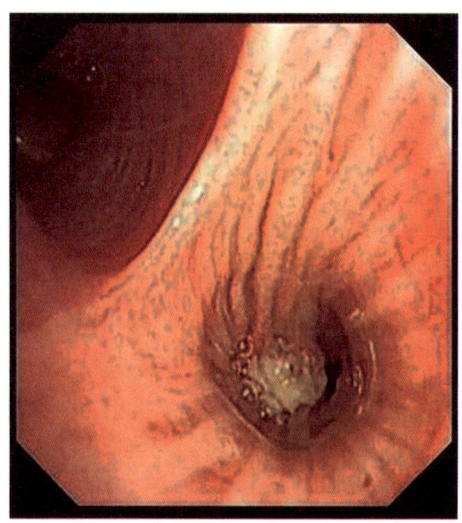

支气管内新生物

支气管镜的特殊之处就在于使用了对人体无害的荧光照射。对患者进行检查之前，先进行常规的白光支气管镜检查，如果在白光支气管镜下无法检测到明确的病变，或者无法对异常病变进行准确定性时，可以切换至荧光检查模式。

与传统的支气管镜检查不同点主要在于，荧光支气管镜操作时直接以荧光照射支气管内黏膜。如果看见支气管内有新生物，根据不同性质的病灶，经荧光照射后的反射光会呈现不同的颜色，医生可以以此来大致判断病症的性质，并且根据荧光下看见的正常黏膜与异常黏膜的分界判断病变范围，同时还可以对可疑的黏膜、组织进行活检，进行病理学检查明确诊断等。

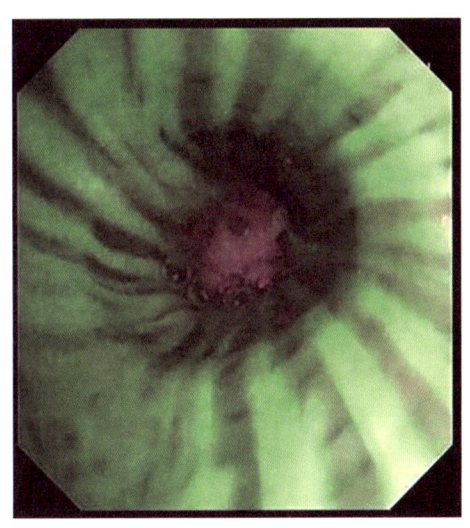

荧光支气管镜下的病变组织

上图是一张在荧光支气管镜下的照片。该病例照片中的"品红色"部分是肿瘤，"绿色"部分是正常的支气管黏膜。而在常规（白光）支气管镜下却是另一番景象。不过，正如上图所示，这样的病灶不用荧光支气管也很容易被发现和诊断。但是，早期肺癌往往无任何症状，依靠体检或诊治其他疾病的过程中行胸部CT检查时偶然发现，而一旦有明显的症状，往往是中晚期了。中央型肺癌早期也可无症状，但多因伴有气管支气管炎、慢性阻塞性肺疾病、尘肺、支气管扩张感染等基础疾病，有咳嗽、咯痰、咯血等症状而未加重视，或被掩盖或干扰，从而延误诊治。这时，"火眼金睛"的荧光支气管镜检查或可弥补以上不足。

哪些患者适合荧光支气管镜检查

荧光支气管镜检查的适应证很明确：针对生长在气管或支气管上的中央型肺癌来说，荧光支气管镜检查是最佳的早期诊断利器，最突出的优势是灵敏度高。使用荧光支气管镜探查早期气管内的癌前病灶，敏感性可达到80%，是常规支气管镜的3倍以上，特别是对于发现气管黏膜表面的癌前病灶，敏感性可以达到常规支气管镜的6倍以上。

在此特别提醒一下肺癌高危人群，请高度重视，定期体检，听从医嘱，及时就医，以便早发现、早治疗，改善预后，提高生存率。

07 一次性支气管镜

于冬梅

"支气管镜还有一次性的？"是的，不用惊讶。2009年世界上第一台一次性使用的柔性支气管镜在丹麦问世，由此开启了支气管镜制造业的一次革命。到今天为止，它已经有16岁了。

为什么会有一次性使用的支气管镜

这要从支气管镜这类高值医疗设备本身的特点说起。传统的支气管镜都是反复使用的，也就是在一位患者使用完毕后，由专业的内镜清洗消毒人员对其进行严格规范的消毒处理后再给下一位患者使用。这个消毒的过程极其严格严谨，从支气管镜离开患者体内开始到消毒完毕，整个过程有百余步操作步骤，有着严格的控制标准；由于支气管镜本身腔道细长、结构复杂，清洗消毒的难度也是非常高的；用于支气管镜消毒的消毒剂也会对医务工作人员的身体健康造成一些伤害。

鉴于以上原因，以及当前材料科学、芯片技术、电子信息等技术的不断进步，一次性支气管镜应运而生。近年来，国内也有相关的厂家开始了一次性支气管镜的研发，并已陆续投入使用。

一次性支气管镜有哪些优势

总体而言，在结构上，一次性支气管镜与目前大家常见的反复使用的支气管镜大同小异。然而，它具有自己独特的优势。

- 首先，一次性支气管镜用后即弃，不会再给别人使用，因此交叉感染风险大幅度降低。
- 其次，一次性支气管镜的配套设备价格比反复使用的支气管镜便宜很

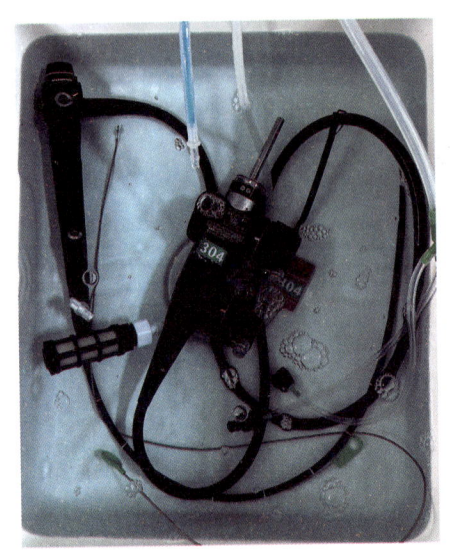
支气管镜清洗消毒

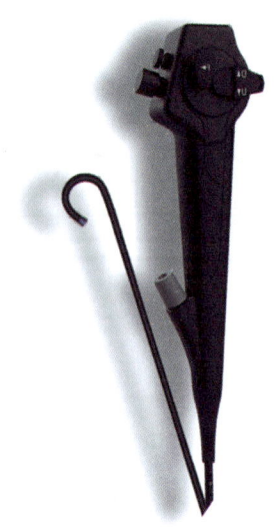
一次性支气管镜

多,更方便技术的推广和普及。

- 其三,反复使用的支气管镜需有配套的显示器、光源和图像处理器等设备配套使用,而这些设备体积比较大,也很重,常常需要放在专用台车或者吊塔上,不方便携带和移动。但是,一次性支气管镜只需要配置一台类似iPad大小的信息处理器就可以了,移动便捷,说走就走,受硬件条件因素限制小。

为什么目前一次性支气管镜使用率不高

既然一次性支气管镜那么好,为什么我们现在还在常规使用反复使用的支气管镜呢?这主要是由于大家对一次性支气管镜都还比较陌生,导致它现阶段在临床使用的范围不大;同时,目前一次性支气管镜,尤其是我们国家自主研发的产品还处于比较早期的阶段,还没能大面积投入临床使用,每根一次性支气管镜的费用还是相对要高一些的。当然,目前部分省市针对一些特殊感染、免疫力低下等患者,已经把一次性支气管镜的使用纳入了医保支付范畴,这对于患者在主动参与自我健康管理方面起到了很好的指导作用。

我们相信,随着科技水平的突飞猛进,大家对相关医学知识的不断了解,呼吸道疾病预防保健知识的不断普及,国家医疗保障体制的不断完善,一次性支气管镜一定会逐渐为大家所关注、接受,并广泛投入使用。

08 在肺里大显神通的"神兵利器"

于冬梅

通过支气管镜，医生可以在肺里做很多的诊断和治疗，那么这就需要一些特殊的"神兵利器"进行辅助。常见的"兵器"主要有以下几种。

细胞刷、活检钳

细胞刷和活检钳这两件是最常用、最普遍的。从外形上看，它俩都细细长长的。

细胞刷的头端有1.5~2厘米长的细毛刷，通过支气管镜可以把细胞刷送到目标部位，对组织进行刷检，从而获取标本送到检验科检查。

活检钳的头端打开就是一个小小的杯口直径为0.5~1厘米的钳子，可以对目标部位的组织进行钳取，然后送到病理科去检查。这两种工具之所以最常用、最普遍，是因为它们在获取组织、协助诊断方面作出了巨大贡献。

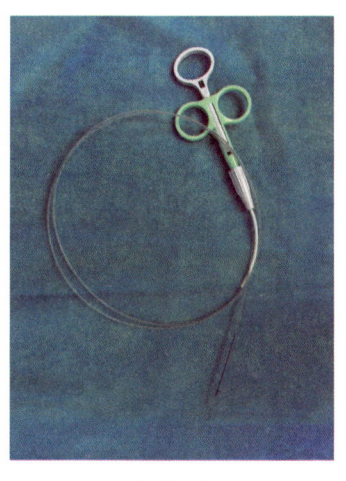

细胞刷

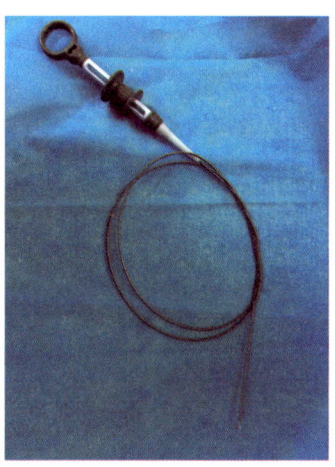

活检钳

针吸活检针

针吸活检针，同样也是看起来细细长长的，主要有 3 个重要结构：一是侧孔，二是针道，三是负压孔道。当支气管镜到达目标位置后，我们可以把针刺入目标内，通过反复对目标穿刺，同时配合负压吸引，从侧孔获取组织标本进入针道。这样，医生就能够俘获那些镜子直视下看不到的"坏家伙"，并将其送到病理科去做检查，来协助诊断。

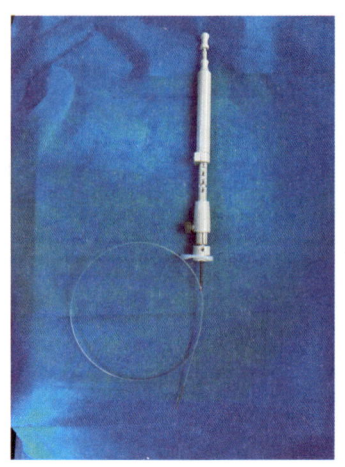

针吸活检针

电凝、电刀、电圈套

接下来要隆重推出的是镜下介入治疗不可或缺的三件套——电凝、电刀、电圈套。

电凝主要用于清除气管内的新生物，尤其是当各种原因引起的肉芽增生堵塞了管腔，严重者甚至会让患者觉得胸闷喘不上气时，就可以用电凝进行新生物的清除和管腔的疏通。

如果管腔变得狭窄了，例如有些患者由于结核瘢痕等原因而导致气管、支气管的管腔变窄，就可以用电刀把瘢痕处切开，运用扩张技术帮助患者慢慢地把管腔扩宽。

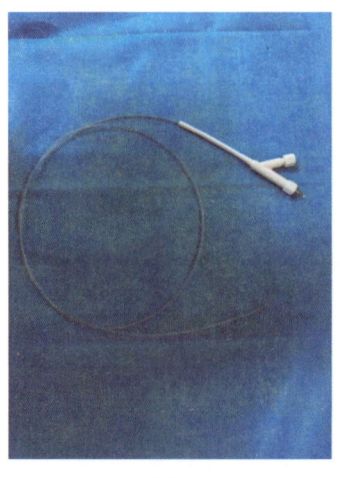 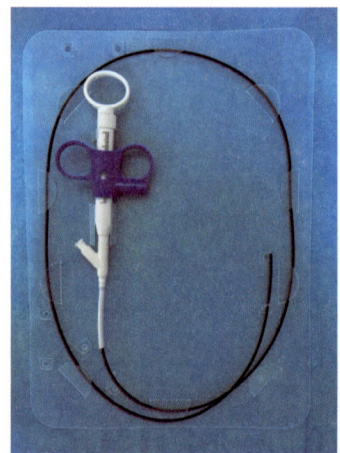

电凝　　　　　　　　　电刀

电圈套主要适合于新生物有一个蒂的情况，这样的新生物比较适合使用电圈套去切除。

扩张球囊

扩张球囊，顾名思义，其头端是一个球囊，通过压力装置可以使球囊膨胀，从而帮助狭窄的管腔改善现状，慢慢恢复到适合的大小，所以气道狭窄的扩张治疗不是一次就能治好的，是要反复多次的，这就要求患者严格遵从医嘱，按时按点接受治疗。

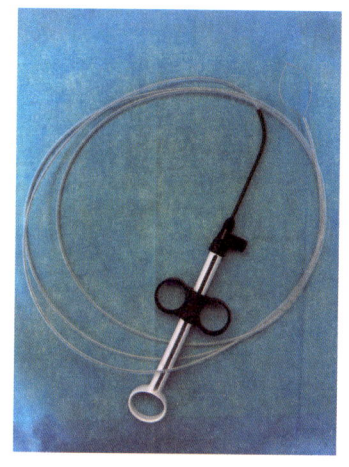

电圈套

扩张球囊，分为单级和多级两种。单级的意思就是，一副扩张球囊只能扩张到1种尺寸；多级的则是，一副扩张球囊有3种尺寸可以调节。至于需要用哪一种，主要根据患者的治疗需要而定。

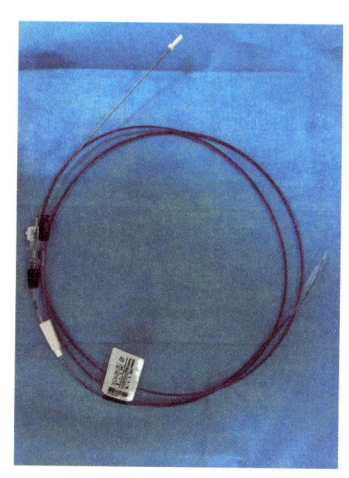

扩张球囊导管

异物钳

异物钳，就是取异物用的。那什么叫异物呢？我们常常听到"卡鱼刺""花生米吸到肺里去了"等等，鱼刺和花生米就属于异物，这个时候就需要异物钳出场了。

需要说明的是，不是只有异物钳才能用来取异物，只要能把那些"乱入"肺内的"淘气鬼"从肺里请出来的都属于"取异物家族"的干将,这就跟"无论白猫黑猫,能抓住老鼠的都是好猫"是一个道理。

我们不仅从患者气管里取出过鱼刺和花生米,还取过笔帽、刀片、调羹、钉子等五花八门的异物,所以吃东西的时候一定要专心。

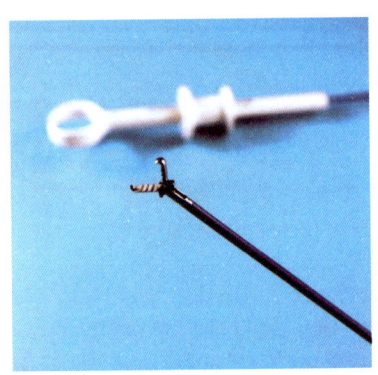

异物钳

上面介绍的这些就是常见的"兵器"们了。当然,除此之外,还有很多其他的器械来辅助我们完成其他更复杂、更多的支气管内的诊疗,在这里就不一一赘述了。

支气管镜检查全知道

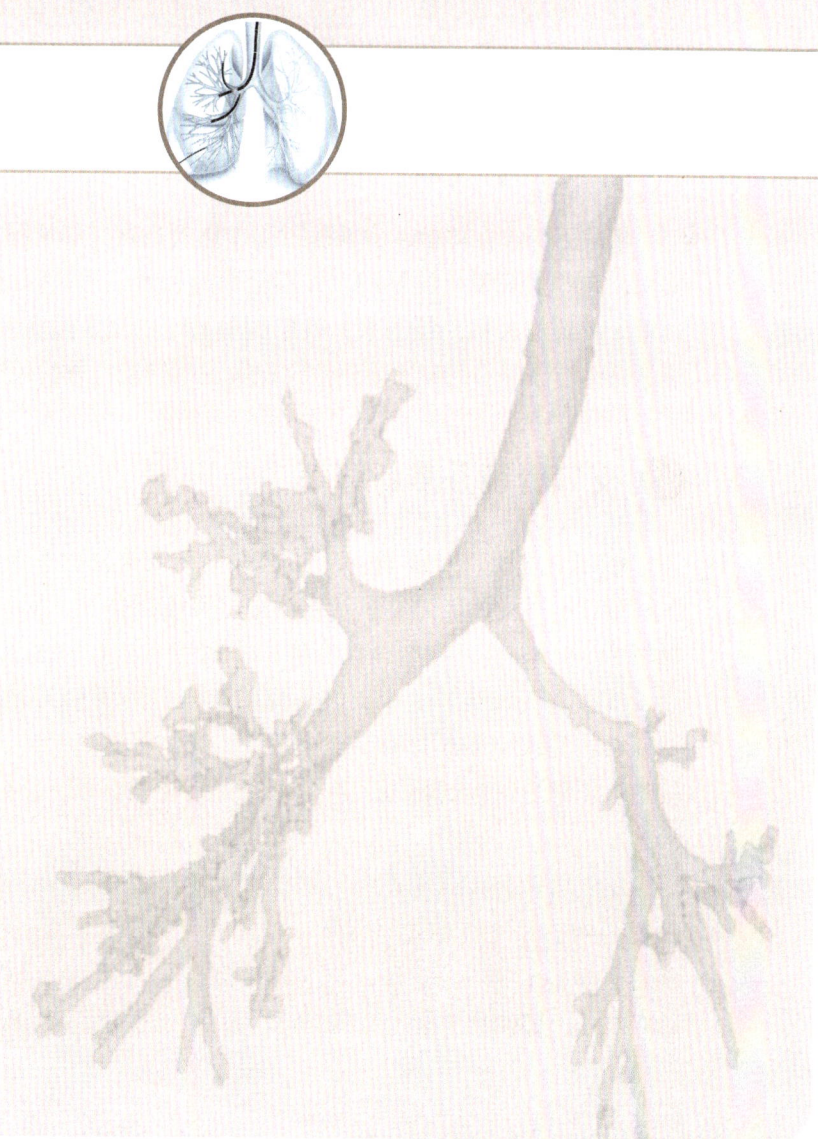

09 为什么要做支气管镜检查

吴颖

一位35岁的商界精英，平素身体健康，在公司例行体检时，查胸部CT提示右上肺结节影。然而，患者并没有咳嗽、咳痰，也没有咯血、胸痛，更没有呼吸困难。患者随即来到上海市肺科医院就诊，接受了呼吸内科门诊医生诊治。医生建议其进行支气管镜检查，患者向主诊医生提出疑问："医生，平常我身体健康，规律饮食作息，经常健身，我觉得自己没有病啊，为什么要做支气管镜？"

相信不少人在体检或者就医过程中遇到过这样的情况，心里难免犯嘀咕。其实，有些疾病发生的早期，并不会引起患者不适，因此容易让人忽视而错过就诊的绝佳时机。接下来，就用简单易懂的语言给大家解释一下，即使您感觉身体健康，有时候医生仍建议您做支气管镜检查的原因。

支气管镜并非新鲜事

相对于胃镜、肠镜而言，大家对于支气管镜的了解和认知相对要少很多；而且，胃镜可能大家日常生活中常常能接触到，而支气管镜相对而言接触较少。1968年，日本国立癌症中心气管食管镜室主任池田茂人向世人介绍了纤维支气管镜，由此支气管镜的检查范围才真正覆盖了气管和支气管，并开始在临床中逐渐开展。现在常用的为电子支气管镜，具有可弯曲、管径较细、图像更清晰的特点，医生可在支气管镜引导下进行各种检查和内镜下治疗。

支气管镜有什么用途呢？哪些患者适合接受支气管镜检查呢？其实支气管镜的构造和检查方式与胃肠镜相比非常相似，只是检查的部位不同罢了。随着医学技术的不断进步，支气管镜检查早已成为呼吸内科医生不可或缺的诊疗技术。即使您主观上觉得自己"没病"，医生仍建议做支气管镜检查通常是为了防患于未然,寻找不明症状的根源,全面评估疾病影响,或是为了密切监测治疗效果及并发症。支气管镜作为一种直观且相对安全的检查手段,能在许多情况下提供宝贵的临床信息,有助于医生为您提供更准确、个性化的诊疗服务。

支气管镜用于早期筛查与诊断

1. **高风险人群**:对于肺癌高风险群体,如长期吸烟者、有家族肺癌史者、长期接触职业粉尘者等,医生会建议行胸部 CT 检查作为早期筛查手段。某些肺癌早期可能没有明显症状,而 CT 可以直接发现肺部微小的异常变化,可以发现新出现的肺结节或纵隔异常。当肺部结节增大时,可能出现压迫支气管,导致支气管狭窄。如果临床高度怀疑肺癌,医生常常会建议患者做支气管镜检查,可以在支气管镜下发现气管肿瘤病变,这样有助于早诊早治,大大提高治愈率。

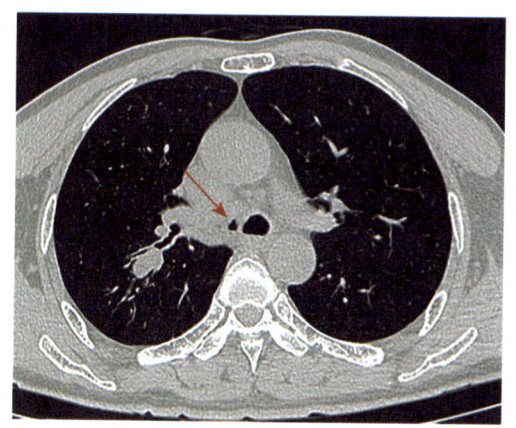
胸部 CT 显示肺部结节和支气管狭窄(箭头所指)

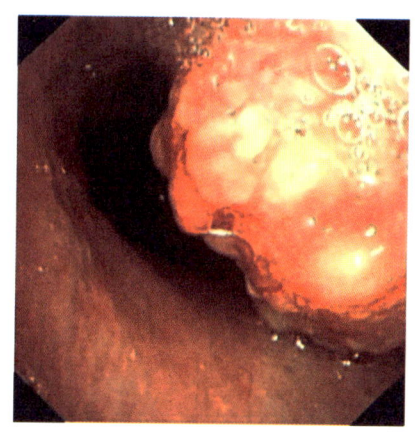
支气管镜下发现气管肿瘤病变

2. **持续性咳嗽**:即使您自认为"没病",但如果持续咳嗽、咳痰,尤其是无明确病因的慢性咳嗽,医生也可能会建议做支气管镜来排除气道内疾病,如炎症、结核、肿瘤等。有时候,看似普通的咳嗽可能是潜在严重问题的早期信号。

3. **肺部感染**:肺部感染的病因多样,可能是细菌、病毒、真菌或其他微生物引起的。有些重症肺炎,如大家熟悉的"白肺",通过支气管镜获取下呼吸道分泌物进行涂片、培养或分子生物学检测,可以帮助医生准确判断感染

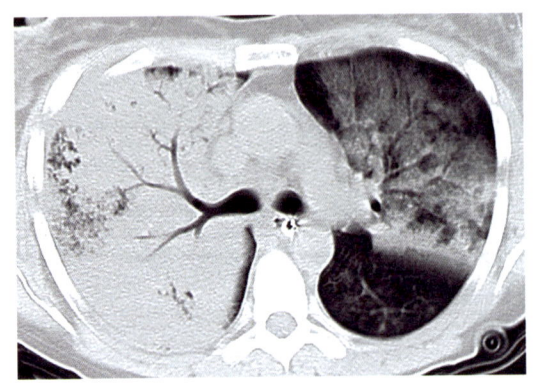

双肺肺炎，双肺图像就像大家熟悉的"白肺"。左肺呈大片实变，
右肺为大量磨玻璃渗出影

的具体病原体，从而指导针对性的抗生素或抗病毒治疗，避免盲目用药。对于某些难以自行咳出痰液的患者，尤其是那些咳嗽反射弱、免疫力低下或有吸入性肺炎风险的人群，支气管镜可以直接进入气道，清除深部的痰液和分泌物，减少感染负荷，促进病情好转。

症状追踪与评估

1. 异物吸入：如果近期有异物（如食物、小物件）误吸入气道的病史，即使当下没有明显不适，医生也可能会建议做支气管镜检查，以确保异物已排出或安全移除，防止后续引发感染或其他并发症。

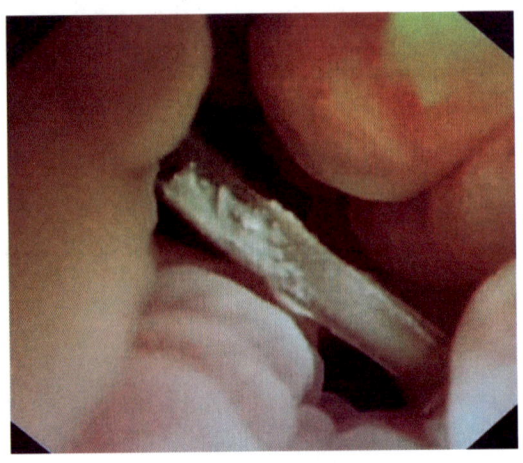

支气管异物：鱼刺

2. 其他系统疾病关联：某些非呼吸系统疾病，如胃食管反流病、自身免疫性疾病等，可能会引起气道炎症或结构改变。医生可能会推荐支气管镜检查来评估这类疾病的肺部表现，以便全面了解病情，制订更精准的治疗方案。

治疗监测与随访

1. 手术或治疗后复查：如果您曾经做过胸部手术（如肺部手术、纵隔手术等），或者正在进行针对肺部疾病的治疗（如放疗、化疗、生物靶向治疗等），医生可能会定期安排支气管镜检查，监控治疗效果，及时发现并处理可能的并发症，如狭窄、感染、复发等。

2. 移植术后监测：对于接受肺移植的患者，支气管镜检查是常规随访项目之一，用于监测移植肺的功能状态，识别并处理排斥反应、感染等问题。

相信通过上面的简要介绍，大家都对什么样的情况需要做支气管镜检查有了一个基本的了解。

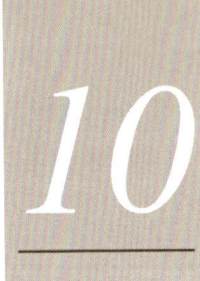

10 发现肺部小结节一定要做手术吗

顾晔

几乎每次门诊都有患者用焦虑的眼神看着我:"医生,我肺上有小结节了,怎么办啊?"更有甚者会夜不能寐,寝食难安。的确,随着大家健康意识的增加,以及高分辨率 CT 的应用,越来越多的肺部结节在体检中被发现。一时间,"肺结节"几乎成了肺癌的代名词,不少人谈"结节"色变。一是恐惧结节会是肺癌,二是害怕确诊后需要做手术。那么,发现了肺结节一定要做手术吗?

肺结节的良恶性

首先,需要说明的是,大部分肺部结节都是良性的,只有一小部分结节是早期肺癌,也就是经常听到的原位癌或者微浸润肺癌。那么,如何来区分良性还是恶性呢?在体检报告中,我们会发现"结节"的字样,这时就需要去医院就诊,让专业的医生告诉您这个结节是需要及时处理,还是可以定期随访。当然,里面牵涉到非常多的专业知识。但是,有一点是可以确定的,如果这个结节在不断地变大,那么它发展成肺癌的概率就会很高。

肺结节的治疗方法

如果医生怀疑这个结节有问题,那么一定需要做手术吗?手术是目前国际上公认的治疗肺结节的最佳方法,可以彻底地根除早期肺癌。但是,还有一部分患者有严重的基础疾病,例如重度慢性阻塞性肺疾病、心脏病等,无法耐受手术治疗,或者因为手术的创伤及疼痛不愿意接受手术治疗。那么,这些患者该怎么办呢?

我们想告诉大家的是,除了手术治疗以外,现在还有很多的方法来治疗可疑肺癌的肺部结节,包括立体定向放疗,以及各类消融治疗。

立体定向放疗，是通过精准放疗技术对小结节实施定点打击，用放射线来消灭癌细胞。消融治疗则是这几年兴起的新技术，用穿刺针或支气管镜到达结节附近，通过释放不同的能量来消灭结节。我们常用的能量有射频、微波、激光、冷冻等。不同的能量具有不同的特点，但是殊途同归，目的只有一个，那就是杀灭癌细胞。

消融治疗也可以同步进行活检，取到结节组织，送病理检测，这样医生就能告诉您，结节到底是不是癌。消融属于微创手术，经皮穿刺仅仅会产生一个针眼大小的创口；而经支气管是没有伤口的，术后没有疼痛感。因此，与手术相比，消融治疗的微创性更有优势。消融后，少部分患者会出现短期的漏气，也就是医生说的气胸，一般一周内可以愈合；还有一部分患者会有少量出血，但是很少有出现危及生命的大咯血。

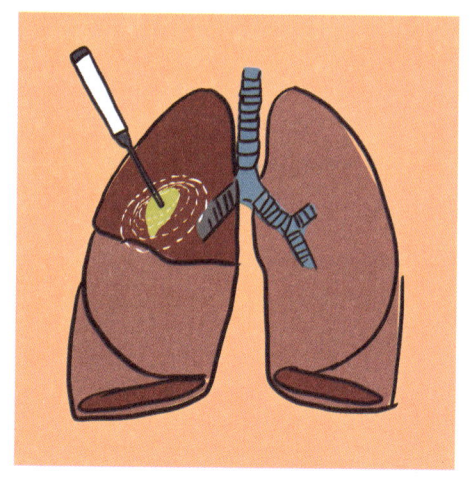

经皮肺穿刺消融示意图

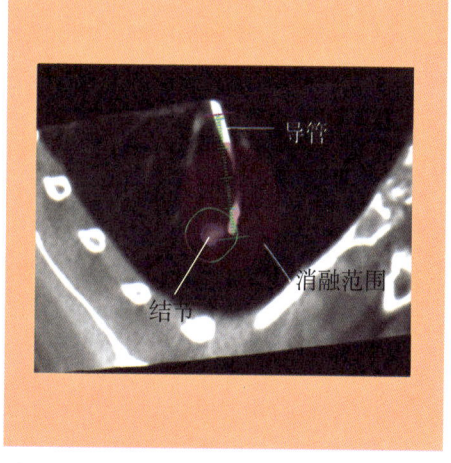

CT 图像中肺部结节和经支气管镜消融导管及范围

有人会问既然消融这么好，那为什么还需要手术呢？因为当很多结节长大到一定程度，特别是其中的实质性成分比例增高时，消融就无法达到根除的效果了，这个时候手术是必须的，扩大切除结节是为了减少复发，达到根治的目的。所以，消融治疗的出现很好地丰富了肺结节的治疗手段，但是目前还不能完全替代手术治疗。

我们相信，随着医学技术的发展，在将来，更微创、舒适的治疗方法一定会成为肺结节诊治的主流技术。

11 咯血的患者能做支气管镜检查吗

董家炜

现在随着支气管镜检查越来越普及，大家有许多疑惑需要解决。有的患者会问："我有点咯血，还能做支气管镜检查吗？"

什么是咯血

首先，我们要知道自己的咯血情况。咯血，一般是指下呼吸道，也就是喉部以下的呼吸器官，如气管、支气管、肺组织，有出血的情况，并通过咳嗽的动作，把血咳出的过程。常见的咯血原因有肺结核、支气管扩张、肺癌、支气管炎、肺炎等。少量咯血，如血痰或痰中带血，一般不会威胁生命安全，是可以做支气管镜检查的。

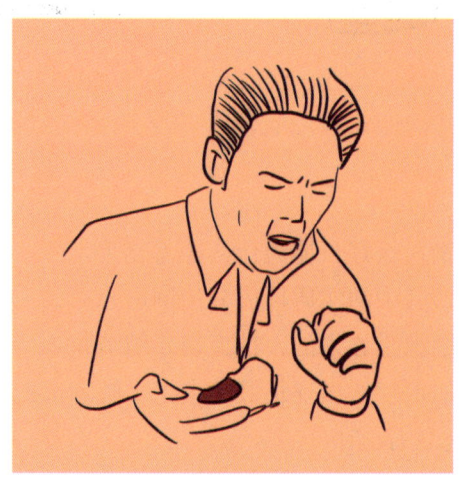

咯血患者

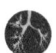 ## 咯血时做支气管镜检查的必要性

一般而言，咯血做支气管镜检查是很有必要的，因为这样可以明确咯血的原因，发现出血的部位，并且可以进行镜下止血。

如果咯血的原因已经明确，例如支气管扩张的患者发生咯血时，通常是不需要做支气管镜检查的，予以抗感染、止血等对症处理即可。

对于那些咯血原因不明的患者，特别是反复咯血、怀疑有气管内的病变时，则需要做支气管镜检查。部分患者咯血有可能是由气管内的异物、支气管肺癌等引起的，此时则需要通过支气管镜明确诊断，有些患者还需要支气管镜的镜下治疗。

因此，对于有咯血的患者做支气管镜检查是有一定的适应证的，部分咯血患者药物治疗效果不佳时，还需要通过支气管镜来予以局部止血治疗。在临床中，支气管镜检查之前可行相关检查，如血常规、凝血五项、胸部CT、心电图等。如患者出现一些明显的胸痛、胸闷，甚至出现大咯血等情况，则应充分评估术前风险。

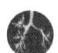 ## 大咯血时可以做支气管镜检查吗

大咯血不可以做支气管镜检查，如果患者在这种情况下做，容易导致出血情况加重，还有可能会出现窒息的情况。大咯血患者多需要根据病情和病因予以相应的止血等处理。大部分患者还可以选择支气管动脉栓塞术止血治疗，进行介入栓塞止血。

但在少部分大咯血治疗效果不佳，或来不及采取其他措施时，是可以做支气管镜下止血治疗的。此时，做支气管镜检查是有一定的风险，有条件的在采取硬质支气管镜的基础上进行，保持呼吸道的通畅。通过支气管镜可检查气道内部的出血点，同时在局部可以进行相应的介入治疗。例如，通过支气管镜予以冷水局部冲洗，以促使凝血和控制出血，还可在局部喷洒止血药，也可进行支气管球囊填塞止血。

当出现咯血时，大家不必惊慌，尽量将血液咳出，防止血块阻塞气道，同时快速到附近医院就诊，让医生进行诊断和治疗。必要时，支气管镜也能作为抢救的利器。如果是少量的出血，则可以通过支气管镜检查来明确病因，制订下一步治疗计划。

看到这里，相信大家心中的疑虑已经慢慢消退。发现咯血时不用过于惊慌，及时就诊，遵医嘱用药或行介入治疗，必要时行支气管镜检查。保持冷静，也是治疗咯血的一个关键要素。

12 气管放了支架还能做磁共振成像检查吗

吴颖

"气管放置了支架后,是否还能进行磁共振成像检查?"这个问题可能困扰着一些已经接受过气管支架植入手术的患者,或者正在考虑接受此手术的朋友。接下来,我们就用最通俗易懂的语言,帮大家解开这个疑问。

什么是气管支架

气管支架是一种用于治疗气管狭窄、气管软化、气管瘘等疾病的医疗器械。它通常由金属或者高分子材料制成,形状类似小伞或者圆筒,可以被精准地置入到气管狭窄或病变部位,撑开气道,保持气流通畅,改善患者的呼吸状况。

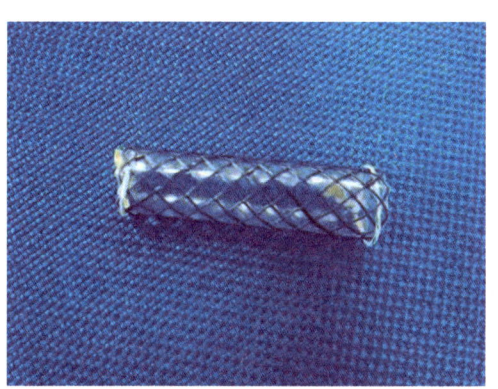

临床常用的一种气管金属支架

什么是磁共振成像检查

磁共振成像(MRI)是一种利用强大的磁场、无线电波和计算机技术对

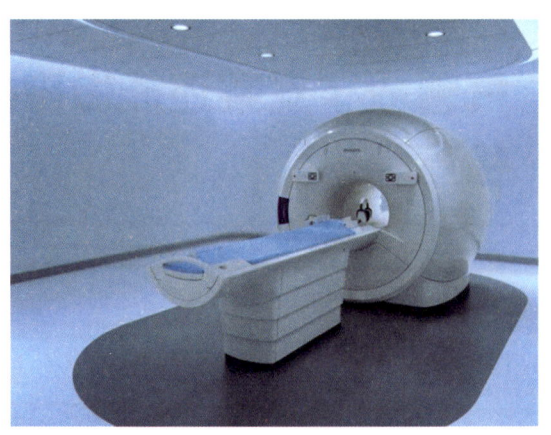

磁共振成像仪

人体内部结构进行详细扫描的无创性影像检查方法。它能生成非常清晰的图像,帮助医生准确诊断各种疾病,特别是神经系统、肌肉骨骼系统和某些软组织的病变。

气管支架影响磁共振成像检查吗

那么气管放了支架,究竟能不能做磁共振成像呢?

答案是:一般情况下,气管支架不影响进行磁共振成像检查。但是,具体情况还需要根据支架的材质和类型来判断。

1. **气管金属支架**:大多数现代气管支架是由钛合金等非铁磁性金属制成的。这些金属在强磁场中不会被吸引,也不会产生热量。因此,放置这类金

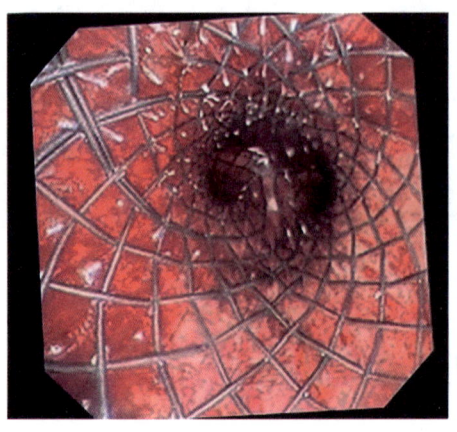

气管金属支架

属支架的患者通常可以安全地进行磁共振成像检查。不过，由于金属存在一定的伪影效应，可能会对局部图像质量造成一定影响，但通常不会妨碍医生对关键信息的判断。

2. **气管非金属支架**：有些气管支架采用高分子材料，如硅酮、聚酯等制成，它们对磁共振成像检查几乎没有任何影响，既不会引起磁场干扰，也不会在图像上产生伪影。

注意事项

为了确保安全并获得最佳的检查效果，以下几点需要特别注意。

1. **事先告知医生**：在接受磁共振成像检查前，一定要告诉医生您体内有没有气管支架，如果有，还要包括支架的材质、型号和放置时间等详细信息。医生可以据此评估是否适合进行磁共振成像检查，或者需要采取哪些特殊措施。

2. **遵循医嘱**：如果医生认为可以进行磁共振成像检查，应严格遵循其指导，例如可能需要调整扫描参数、增加特定序列以减少伪影，或者在必要时进行其他影像学检查作为补充。

3. **密切观察**：尽管磁共振检查对大多数气管支架是安全的，但个体差异仍然存在。在检查过程中，如果有任何不适，如呼吸困难、胸痛等，应立即告知工作人员停止检查。

总结一下，大部分情况下，气管放置支架并不妨碍进行磁共振成像检查。但具体到个人，还是建议在医生指导下，根据自身情况做出最适合的选择。记住，充分沟通、遵循医嘱、密切关注身体反应，是确保检查顺利进行的关键。希望上述内容的介绍，能让大家在面对气管支架与磁共振成像检查的问题时心中更有数。

13 如何预约支气管镜检查

于冬梅

支气管镜检查可能大家听说得不多，但它却是肺结核、肺癌等肺部疾病重要的诊断手段。如果有的小伙伴出现持续低烧、反复咳嗽、咳痰且久治不愈，或者体检的时候发现肺部有点小问题，医生就可能会建议做一个支气管镜检查来进一步协助诊断。

那么，支气管镜检查该怎么预约呢？是不是就在各大医院的公众号上像预约门诊一样直接预约就行了呢？其实不是的，因为支气管镜检查比较复杂，涉及适应证掌握和患者健康评估的问题，所以一般公众号上是不开放自助预约功能的。每个医院都有自己的预约管理流程，但基本上大同小异。

看门诊

首先，我们需要去门诊看一下医生，可以选择呼吸内镜、呼吸科或肺内科等门诊，让医生了解病史后确认需不需要做支气管镜检查。如果需要的话，还需要确认做哪一种支气管镜检查。要知道，支气管镜技术从一级手术到四级手术，有六十多项技术。

术前检查

当明确了要做哪一种支气管镜检查之后，医生会给患者开出一些术前检查。首先就是肺部 CT 检查，这是做支气管镜检查的重要依据；当然，如果患者近期已经做过了，可以不用再重新做。接着，还需要做一些血液化验，了解一下有没有传染病、凝血情况等，这是因为在做支气管镜检查的过程中，在大多数的情况下都要留取一些标本，标本的留取必然会伴随着一些损伤。如果化验指标提示血液凝固能力不好，那可能会导致术中出血不止，将增加

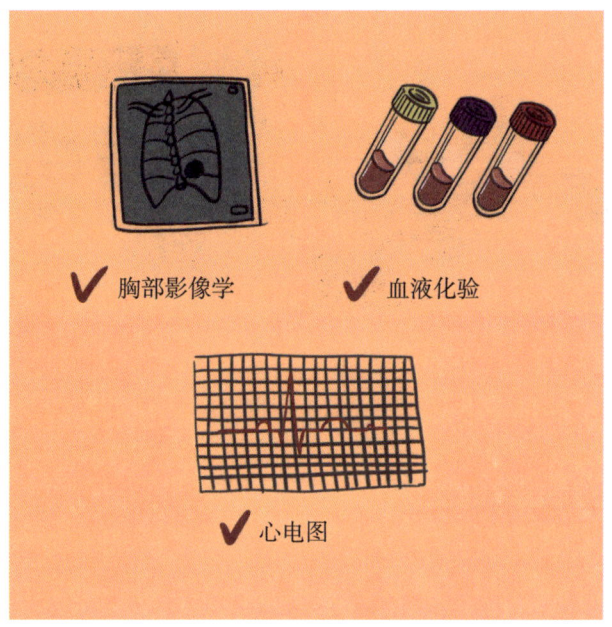

支气管镜前完善检查

检查的危险。此外,还要做心电图检查,了解心脏功能;有些年龄大或者有肺气肿的患者还需要做肺功能检查。

完成预约

当术前检查都完成后,医生会指引患者去指定的地方完成预约。有些医院在统一的预约中心,有些在呼吸内镜中心。由于支气管镜检查预约涉及对术前检查指标的判断,不少医院是在呼吸内镜中心预约的,这个要问清楚门诊看病的医生。

办理日间住院手续并进行诊疗

支气管镜检查相对来说风险还是比较高的,所以不少医院都是收入日间病房再做的。一般当天上午入院,随后立即安排检查,术后在呼吸内镜中心观察 10~30 分钟,如果没有什么特殊情况,患者就可以办理出院了。

如果做了内镜下的介入手术,需要多观察一段时间,那么可以继续在日间病房住院观察,或者联系其他病房继续观察。

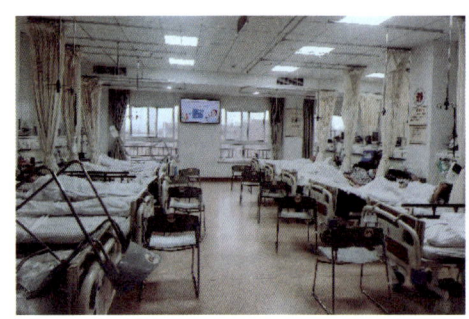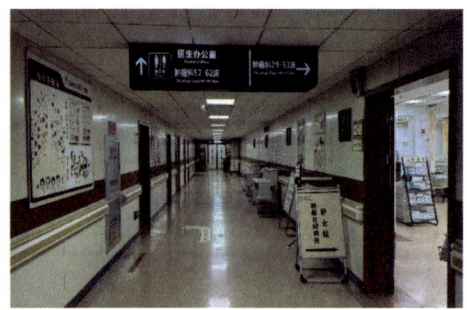

日间病房

🫁 关于报告

关于支气管镜检查的报告,如果是通过门诊的方式做的检查,在患者做完后就可以在呼吸内镜中心服务台拿到本人的支气管镜报告;如果是以住院的方式做的检查,那就需要出院后凭个人证件去病案室复印住院病历,但是很多医院考虑到日间病房便捷快捷的特色,常常也会直接给患者一份支气管镜报告,这个因医院而异。

如果支气管镜检查过程中留取了其他标本,例如要查结核杆菌留了涂片灌洗液,要查肿瘤细胞留取了一些组织等,类似这些报告就不是当时就能拿到的了。根据不同的检验、培养要求,出报告的时间从1~2天到1~2个月不等,在检查后医生会进行告知的。

这就是预约办理支气管镜检查的流程了。

划重点

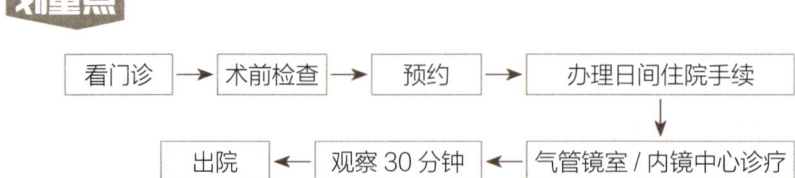

14 做支气管镜检查前需要做哪些准备

于冬梅

"支气管镜？我只听说过胃镜、肠镜，支气管镜要做什么准备？是不是比胃镜、肠镜还要复杂？"张阿姨听到医生说要她做个支气管镜检查的时候，发出了一连串的疑问。

为了保证检查的安全，我们的确需要做一些术前准备，主要的内容包括CT检查、血液化验、心电图检查、肺功能检查等。

CT 检查

CT检查用于了解患者病变部位，预判可能要采取的检查或治疗的方式，并做好准备。

检查当天，一定要带好以上这些检查的报告和CT片子（如果都是在本院做的，可以不带，医院的电脑系统可以直接查阅）。同时，由于支气管镜检查的风险要比胃肠镜高很多，家属必须要陪着一起来！

血液化验

抽血查血常规、出凝血功能全套、肝炎免疫、HIV（人类免疫缺陷病毒）和梅毒等。因为支气管镜是反复使用的医疗仪器，支气管镜检查又是一项高风险医疗技术，术中还需要留取标本，所以要了解患者有没有贫血、凝血功能好不好，以及有没有传染性疾病等，以保障医患双方的诊疗安全。

心电图检查

心电图检查可以便于医生及时了解患者是否存在心律失常、心肌缺血、传导阻滞等异常情况，以判断是否适宜做支气管镜，或制订检查过程中的应对预案。

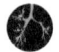 肺功能检查

对于一些慢性阻塞性肺疾病患者，或者有一些其他基础疾病的患者，可能还需要做肺功能检查，以便于判断是否能承受支气管镜检查。

自行准备抽纸 / 干毛巾 / 带盖的杯子

另外，由于支气管镜检查过程中患者会有痰液或其他分泌物产生，所以还需要携带一包抽纸，或者一条干毛巾——注意是干的，不要湿漉漉的。

如果是怀疑结核的患者，最好再带一个清洁的带盖子的杯子，用来收集术后的痰液。结核患者的痰液中含有大量的结核杆菌，所以绝对不能乱吐痰，以免导致结核的传播。

饮食要求

关于检查当天的饮食要求如下。

• 术前禁食禁水 8 小时以上，即：上午检查者前一天晚上 10 点之后不吃东西、不喝水；下午检查者当天早上 7 点之后不吃东西、不喝水。例如：1 月 10 日上午诊疗，则 1 月 9 日晚上 10 点之后不吃东西、不喝水；1 月 10 日下午诊疗，则 1 月 10 日早晨 7 点之后不吃东西、不喝水。

• 由于在检查前要空腹 8 小时以上，所以患者可以准备几粒糖、巧克力等，以防出现低血糖的时候在医护人员的指导下服用。直到当天检查完毕 2 小时（局麻）或者 6 小时（全麻）之后才可以喝温水、吃东西。建议首餐吃温软的流质或半流质，如稀饭、面条、馄饨之类。

药物方面

关于患者常规服用的药物方面，需要注意：

• 如果有高血压，检查当天早上 6 点左右，用少量水服用降压药。

• 如果有糖尿病，检查当天早上根据医嘱视血糖情况停用药 1 次。

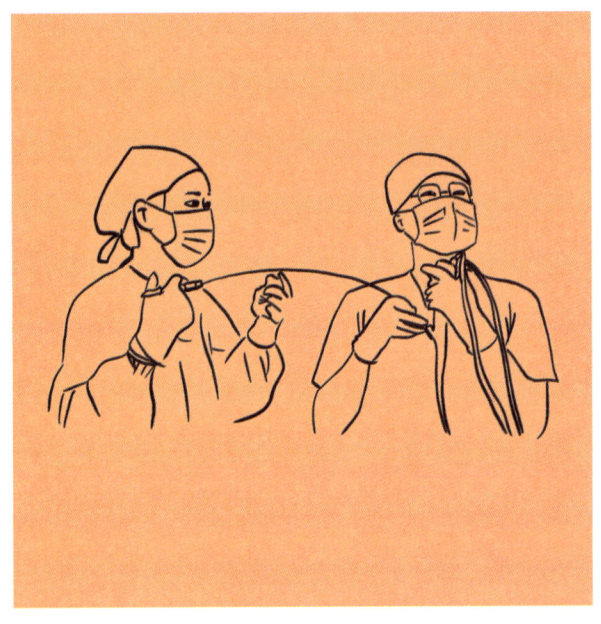

支气管镜诊疗操作中

- 如果在使用抗凝药物,要提前告诉医生用的是什么药,因为不同的抗凝药停药的时间是不一样的。

以上就是做支气管镜检查的注意事项。如果有一些个人的特殊情况,务必告知医生护士,以确保诊疗安全。

划重点

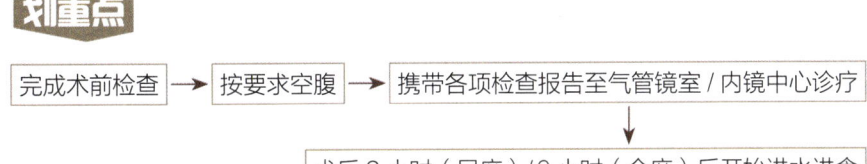

15 做支气管镜检查前为什么不建议做美甲

杨莉

现如今,美甲已然成为爱美人士的必备。那美甲圈怎么跟八竿子打不着的支气管镜扯上关系了呢?

话说年轻貌美的小美最近很苦恼,总是出现低热、咳嗽、浑身乏力,就诊后发现得了肺结核,医生安排小美第二天住院治疗。成年后第一次住院的小美很是激动,赶紧回家大包小包地整理起来,各式各样的化妆品装了满满一包,还专门去了趟美甲店,装扮她的纤纤玉指,选个靓丽的颜色,再贴上满满的水钻。这势必会在众多病友中脱颖而出,成为"病房一枝花"!

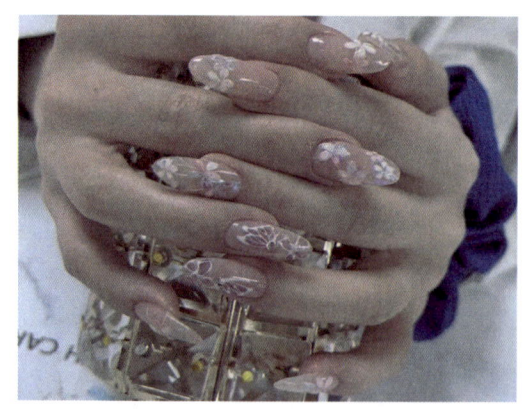

小美的美甲

入院后第二天,小美要接受支气管镜检查了。这项检查可以明确气道内的情况、是否合并了支气管结核,并且通过支气管镜获取下呼吸道的分泌物,进一步送微生物学检查。

小美按时来到内镜中心报到,可是当医生看到她的时候,却建议小美卸掉一个美甲。为什么会有这样的要求呢?

浓妆和美甲会增加风险

大家有所不知,在进行支气管镜检查的时候,医生对患者的密切观察和仪器的监测都是必不可少的,这对于保障患者的安全非常重要。

比方说,如果患者在检查中缺氧,就会通过皮肤、嘴唇颜色等反映出来,出现嘴唇发绀、皮肤发紫的表现;指脉氧饱和监测会显示出此时指尖小动脉内氧含量异常的数字,心电监护仪会报警。看到这些异常信息,医生就可以据此判断,此时是否有必要暂停检查、是否需要进一步处理。

指脉氧饱和度监测是将探头夹在患者的一个手指上的红外线设备。如果涂了指甲油,可能会影响红外线穿透指甲的能力,从而影响监测。尤其是涂了很深的彩色指甲油,并且贴了装饰物的美甲,不仅影响红外线的透过,更是影响了探头与指甲的贴合。

如果像小美这样打扮得美美地来接受支气管镜检查,涂的烈焰红唇会遮挡住原本的唇色,让医生和护士在进行支气管镜检查

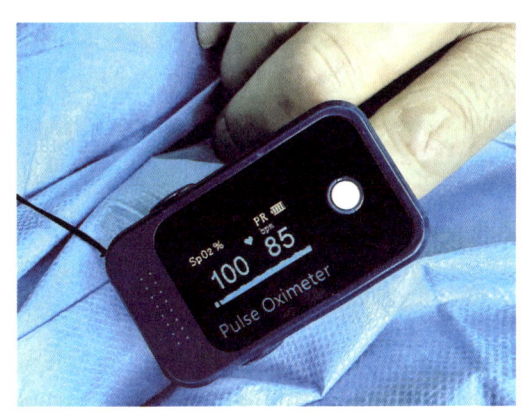

指脉氧饱和度监测仪

时,难以通过口唇颜色来判断小美是否缺氧。更为雪上加霜的是这个精致的美甲,指甲上贴了甲片、涂了厚厚的指甲油,还有高低不平的水钻,让套在手指上的指脉氧饱和度监测仪无法正常工作,导致仪器无法识别受检查者的血氧饱和度,从而给医生对于患者生命体征的判断造成了困难,增加了检查的风险。

因此,如果来医院做支气管镜检查,衣着打扮干净整洁就是对医生最大的配合,不建议浓妆艳抹和美甲。如果非要做美甲,那就留一个空白的手指甲,以方便检查。

相信小美下次做支气管镜复查的时候,一定是个素颜来诊的小姑娘,这也是我们医护最喜欢的样子。

16 支气管镜检查前后多久不能吃东西

吴颖

支气管镜跟胃镜、肠镜类似,也是一种内镜。其顶端带有摄像头和光源,摄像头连着视频监视器。做检查时,医生会将细长的支气管镜通过患者的口或鼻,经喉咙向下伸入气管、支气管以及更远端。摄像头会将拍摄到的气管、支气管的图像传到视频监视器上,医生在图像的引导下进行操作。利用支气管镜,医生可以直接观察气管和支气管的病变,根据病变情况进行相应的检查和治疗,如取呼吸道黏液或组织样本进一步检查,在支气管镜观察下取出气管或支气管的异物等。

在做支气管镜检查前,大家肯定有很多疑问,例如:支气管镜术前能不能吃东西?药能不能吃?做完支气管镜后能不能立刻吃东西?术后吃什么东西更好,是稀饭,还是面条?……接下来我们就来聊一聊与支气管镜检查有关的"吃"的问题。

术前禁食禁水时间

支气管镜检查有局部麻醉和无痛两种麻醉方式。不同麻醉方式,术前禁食时间是不一样的。

一般情况下,患者胃肠功能如果是良好的,局部麻醉时应在支气管镜检查术前4小时开始禁食,术前2小时开始禁水;无痛支气管镜检查时应在支气管镜检查术前8小时开始禁食,术前2小时开始禁水。这样做是为了避免手术过程中胃内食物反流,或呛咳进入气道,造成患者窒息或是吸入性肺炎的发生。由于在镇静或全麻状态下,机体反应更为迟钝,窒息发生的风险更大,所以此类手术必须延长禁食的时间。

术前吃药问题

支气管镜检查前各种药物能不能吃？这个问题需要区别对待。

• 支气管镜术前，降压药物、抗心律失常药物、抗癫痫药物等需长期服用的慢性病用药，需按平时剂量服用，可以喝一小口水将药物服下。

• 对于冠心病、心律失常等疾病长期服用抗凝或抗血小板药物（如华法林、阿司匹林、氯吡格雷、利伐沙班、达比加群等），需在术前停用5~7天，主要是为了避免术中出血及难以止血等情况发生。

• 糖尿病患者，由于术前禁食时间长，建议暂停服用口服降糖药物，避免围手术期发生低血糖。

术后禁食禁水时间

常规局部麻醉支气管镜检查后，2小时内不能进食。因为支气管镜检查时，咽喉部喷过麻药，咽喉部反射迟钝，如果在2小时之内进食，可能会发生呛咳或者误吸、误咽入气管。此外，术后有些患者会出现咽喉不适、痰中带血、胸闷等症状，建议吃比较容易消化、比较软的食物。

无痛支气管镜检查后，由于麻醉程度较深，患者恢复较慢，并且在全麻药物作用下，患者还可能出现头晕、呕吐等情况，所以禁食时间要达到4~6小时以上。建议先喝小口温水，无呛咳后可口服温的流质或半流质食物，如米粥、面条、果汁等食物，不建议太油腻、辛辣的饮食。术后第二天无不适可逐渐恢复正常饮食。

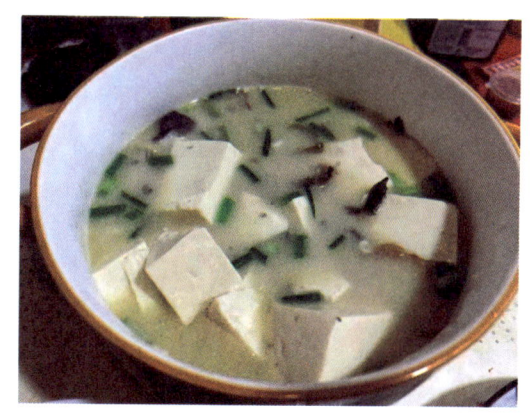

术后建议进食容易消化或比较软的食物，如汤类、米粥等

相信通过上述内容的介绍，大家已经对与支气管镜检查有关的"吃"的问题有了一个全面的了解。

17 肺癌患者支气管镜术后如何饮食

吴颖

很多肺癌患者和家属总是会有这样的疑问："得了肺癌是不是有很多东西不能吃？可不可以拿一些营养品补一补？"他们不敢补营养，生怕营养增加后都给了肿瘤，会让肿瘤长得更快——这其实是一个错误的观点，因为肿瘤的生长与我们正常的营养代谢是不同的，它是糖酵解的途径，是摄取患者自身的营养促进它生长的。如果患者营养跟不上，那么他的免疫力会降低，他自身对抗肿瘤的能力也就降低了，如此，肿瘤的生长其实是更快了——也就是说，"饿死肿瘤"这个观念是错误的，因为肿瘤是饿不死的，但人是会饿死的。如果肿瘤患者不能均衡饮食，患者就会越来越瘦，抵抗力越来越差，并且身体也无法耐受手术、化疗、放疗等治疗手段，从而错过治疗的最佳时机。

下面，我们就来聊聊肺癌患者在支气管镜术后饮食方面的注意事项，看看应该如何吃得既科学又安心。肺癌患者在进行支气管镜检查后，由于检查过程中可能会对咽喉部、食道及支气管等造成一定的刺激，因此在检查后的饮食上需要特别注意，以促进恢复，并避免不适。以下是饮食相关的一些建议。

开始进食时间

通常情况下，医生会建议患者在检查后至少 2 小时再考虑进食，以确保麻醉药物完全消退，减少误吸风险。如果是全麻手术，应该在术后 6 小时再进食。

初期应选择容易吞咽、不刺激的饮食，如温开水、稀粥、豆浆、果汁、冰淇淋或是煮得非常软的面条等。这类食物可以减少对咽喉部的刺激，避免引起咳嗽。检查后几天内应避免食用辛辣、过热或过硬的食物，因为这些食物可能加重咽喉部的不适，甚至引起炎症。

保证充足营养

1. 高蛋白饮食 肺癌患者由于疾病本身和治疗的影响,体内蛋白质需求往往增加。蛋白质是身体修复、免疫功能维持以及新细胞生成所必需的。选择瘦肉、鱼、禽、蛋、奶制品、豆类及豆制品等优质蛋白质来源,有助于补充营养,促进体力恢复。

2. 多吃蔬果 多进食新鲜蔬菜和水果,它们富含维生素、矿物质、抗氧化剂和膳食纤维,都是增强免疫力、抵抗氧化应激、促进肠道健康的重要营养素。建议多样化选择,确保每天摄入充足的深色蔬菜、柑橘类水果、浆果等。

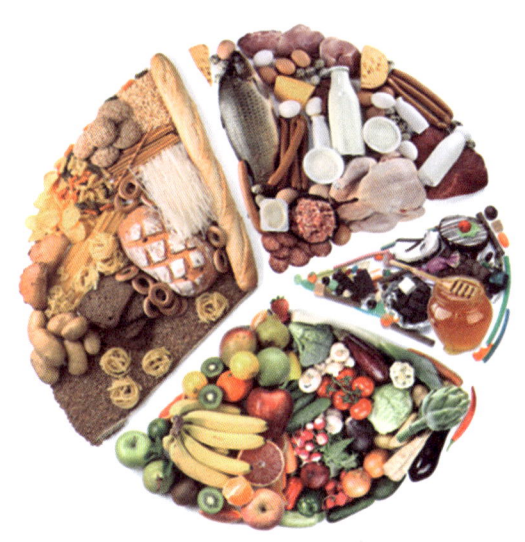

多元化的饮食结构

避免有害食物

1. 远离致癌物 尽量避免摄入含亚硝酸盐的腌制食品、发霉变质食物、烟熏烧烤制品以及农药残留风险高的农产品。这些食物可能含有致癌物质或促进肿瘤生长的因素。

2. 控制盐分和油脂 过多的盐分摄入会加重心脏负担,而高脂饮食则可能导致肥胖,增加患其他疾病的风险。肺癌患者应选择清淡烹饪方式,减少油炸、煎炒,限制加工食品和外卖,控制盐和油的使用量。

提振食欲与消化

1. 心理疏导与舒适环境 良好的用餐心情对提高食欲至关重要。家属应帮助患者缓解焦虑、抑郁情绪，营造安静、温馨的就餐氛围，鼓励患者离床坐到餐桌前就餐。

2. 食欲刺激 餐前可尝试饮用少许醒胃汤或食用开胃小菜。餐后提供水果，或使用具有健脾开胃作用的中药。食物颜色、香气、口感的多样化有助于刺激食欲。

3. 保持大便通畅 便秘不仅影响食欲，还可能导致腹胀不适。增加全谷物、蔬菜、水果等富含膳食纤维的食物摄入，适量饮水，必要时使用缓泻剂或中药调理。

个性化饮食

1. 辨证施食 根据中医理论，食物有寒热温凉之分，应根据患者体质和病情特点选择适宜的食物。例如，肺阴虚者宜选用滋阴润肺的食物，肺阳虚者则适合温补类食物。具体可咨询专业中医师。

2. 配合治疗方案 针对化疗、放疗等不同治疗阶段，饮食需相应调整。化疗期间可能需要增加蛋白质摄入以助白细胞恢复；放疗期间则应注意补充水分，预防口腔黏膜炎和吞咽困难。

总的来说，肺癌患者支气管镜术后饮食原则并非"这个不能吃，那个不能碰"，而是要注重营养均衡、食品安全，同时兼顾个人体质和治疗需求。遵循医生的具体指导是非常重要的，因为每个人的情况可能会有所不同，医生会根据患者的实际情况给出个性化的建议。希望大家都能从科学饮食中获益，让身体在抗癌路上更有力量！

18 支气管镜检查选择局部麻醉还是无痛

于冬梅·王海

"有人说做支气管镜检查会吐血?"支气管镜检查肯定会有不舒服的,但是说"会吐血"就太夸张了。

首先我们要知道:支气管镜检查是一项高风险的技术,所以在检查过程中如果有不舒服的情况,千万不可以用力挣扎、硬拔支气管镜、突然坐起、左右摇头、拳打脚踢等!如果不能坚持,无法配合,可以抬起右手摇手向工作人员示意停止!

支气管镜检查有局部麻醉和无痛两种麻醉方式。

🫁 局部麻醉支气管镜检查

如果做局部麻醉支气管镜检查,在您进入候诊区后,工作人员会给您进行咽部的喷雾麻醉。

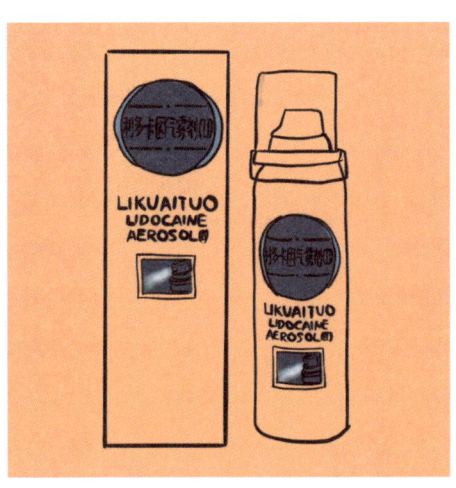

麻醉喷雾剂

常见的有两种形式：一种是把药物通过雾化吸入的方式让患者吸入，一般要持续5~10分钟；另一种是用相关药剂直接对准口咽部进行喷洒，每次2揿，间隔1分钟进行第二次喷洒，共反复3次。

当您感到咽部没有感觉了，或者有咽部肿胀的感觉时，表明咽部局部麻醉完成了，可以开始进行支气管镜检查了。

局部麻醉支气管镜检查

如果您需要做局部麻醉支气管镜检查，在口咽部局部麻醉后平躺在检查床上，工作人员会为您连接上血氧饱和度监测和血压监测装置，进行鼻腔麻醉后就开始进镜检查了。

一次普通的支气管镜检查大约需要10分钟。

无痛支气管镜检查

如果您需要做无痛支气管镜检查，麻醉医生先要对您的身体状况进行评估。确认可以做无痛支气管镜检查之后，麻醉护士会为您打针，随后跟随工作人员进入诊室，麻醉医生会为您戴上面罩开始麻醉。您很快就会进入梦乡。一觉醒来，检查就已经完成了。

一次无痛支气管镜检查需要20~30分钟。

其他疑问

1. 做这个检查痛苦吗？

一般做支气管镜检查需要患者积极配合。要是配合得好，患者会感觉不怎么难受。术前需充分告知患者及其家属相关情况，并签署知情同意书。

2. 全麻气管镜检查和普通气管镜检查区别在哪里？选择哪一个较好？

支气管镜检查一般分为局部麻醉支气管镜和无痛支气管镜，需要根据自己的意愿决定做哪个。无痛支气管镜，是指做个静脉的全身麻醉，基本上就是在睡梦中接受相关检查。局部麻醉支气管镜，一般需要做检查之前先给予口咽部喷雾麻醉，然后再行支气管镜检查，整个过程中患者容易觉得胸闷、呼吸困难、有呛咳表现等，需要提前充分告知患者及其家属。

3. 做支气管镜检查一般安全吗？做完后会不会有什么并发症？

常规支气管镜检查相对还是比较安全的，一般不会有什么风险。检查结束回去后，如果有呼吸困难、胸痛及咯血不止等情况，需要立即来医院就诊。

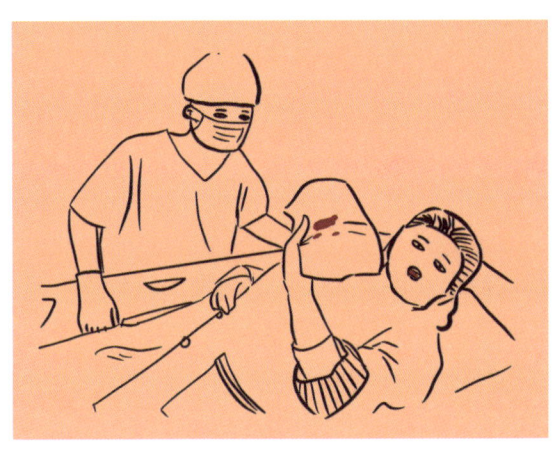

术后少量痰中带血

因此，支气管镜检查没那么可怕，那为什么有人说做了"会吐血"呢？那其实不是"吐血"，是术中留取标本时黏膜表面会有轻微出血，术后咳嗽时痰中会看到一些血丝，这是正常现象。所以，术后尽量不要剧烈咳嗽，能忍的就尽量忍一下，以避免加大创面出血的情况。一般情况下，术后2天内血丝基本会逐渐消退。

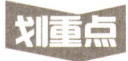

局部麻醉支气管镜：

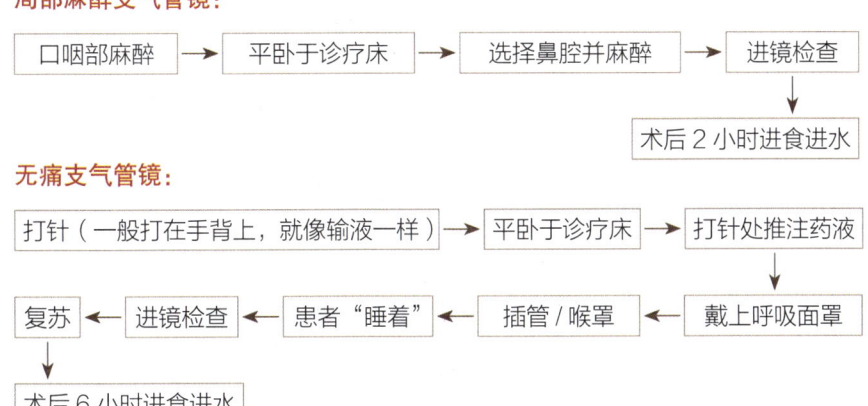

19 局部麻醉支气管镜检查

董家炜

就像很多胃肠镜检查一样,支气管镜的检查过程中,患者也会觉得有些不舒服,比如喘不上气、呛咳等,所以很多患者得知自己要做支气管镜检查时都会格外紧张。

现在,支气管检查有全身麻醉(全麻/无痛)和局部麻醉(局麻)可供患者挑选。全麻可以给患者带来更加舒适的检查体验,但往往也带来了更大的经济负担和诊疗风险。那么,局麻支气管镜检查真的就无法忍受吗?在做支气管镜检查时,患者真的就没有办法呼吸了吗?当然不是。

口咽部局部麻醉

我们在给患者做支气管镜检查前,会先在候诊区与患者充分沟通,缓解患

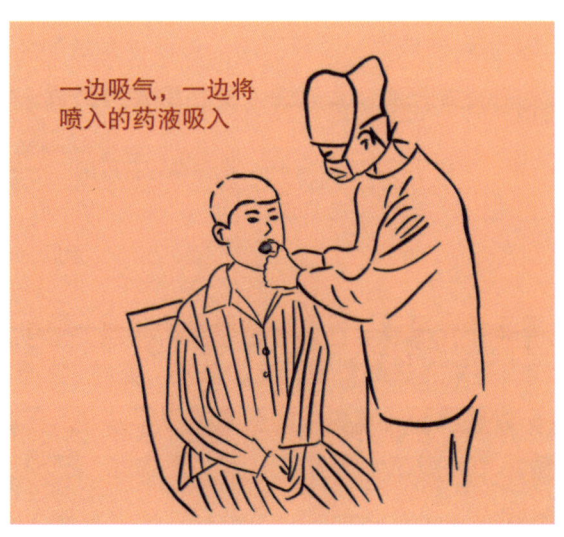

配合吸入麻药

者检查前紧张的情绪。如果在支气管镜检查的时候有不舒服的情况，可以举起右手向医护人员示意，我们会暂停操作，等待患者适应了，或者不舒服的感觉消失了，再继续操作。当然，如果实在无法坚持配合完成检查，则连续摇动右手，我们则会退出支气管镜。此时万万不可用力挣扎，甚至想自己拔出支气管镜、猛地从床上坐起来等，这都是非常危险的！在支气管镜检查之前，我们护士会在候诊区给患者的口咽部予以利多卡因麻醉，将麻醉药充分、均匀地喷在患者的口咽部，当患者感到咽部没有感觉了就可以开始检查了。

进镜前准备

进入诊疗室后，护士会引导患者平卧在诊疗床上，若患者颈部因损伤、强直性脊柱炎等而无法平躺，护士会用头圈、颈枕等物品帮助患者抬高头部、颈部，直至患者体感舒适。接着，给患者吸氧，并连接血氧饱和度监测仪，实时监测患者生命体征。在支气管镜进入鼻腔之前，我们还会评估患者的鼻子，选择稍大的一侧鼻孔滴入少许麻醉药物来减轻进镜时鼻腔的不适，同时用专用润滑油对支气管镜的前端进行润滑后再正式进镜开始检查。

进镜检查

开始进镜时，患者根据医生的提示配合深吸气或者咳嗽等，在支气管镜

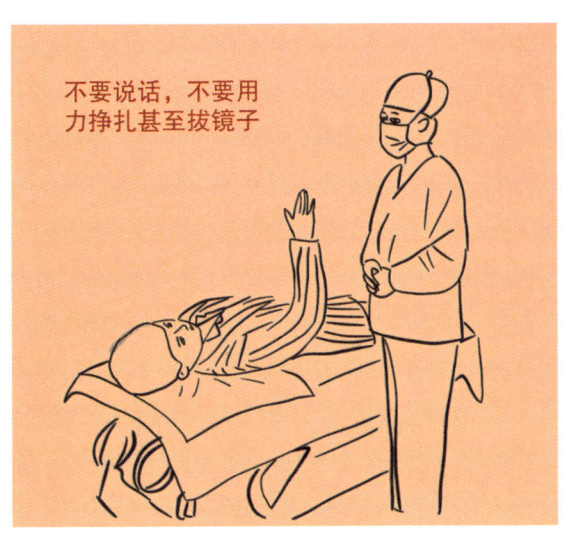

不适时，伸手示意

进入气管时,会有短暂的窒息感,这是正常的,但是很快就会消失,只需要保持正常的呼吸就可以了。当患者适应这种感觉之后,我们医护人员会立即注入麻药对气管、支气管的管腔进行表面麻醉,此时会有呛水甚至是窒息的感觉,不用害怕,尽量保持放松就行了,等待10秒左右麻药就开始起作用了,窒息感和呛水感都会慢慢消失,而患者需要做的仍然只是用嘴巴或者鼻子正常呼吸,最好是深呼吸。医护人员会紧锣密鼓地进行操作,争取在短时间内高效率地完成检查。

在整个操作过程中,我们医护人员会时刻关注患者的血氧饱和度等生命体征。患者如有不适,要及时举手,我们会根据具体情况来决定是否继续检查。

现在,大家对局部麻醉支气管镜检查过程应该有了一个大致的了解。一般情况下,大多数患者只要听从医护人员的指导,做好配合,5~10分钟就能完成局部麻醉支气管镜检查。

划重点

局部麻醉支气管镜检查:

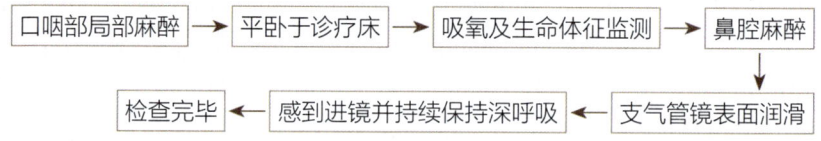

20 无痛支气管镜检查

杨莉

随着介入呼吸病学突飞猛进的发展，支气管镜检查是呼吸系统疾病临床诊断和治疗的重要手段，尤其在肺癌的诊治中发挥着举足轻重的作用。

在支气管镜检查中，当支气管镜进入声门及气道时，由于直接刺激和患者的紧张情绪，会出现许多不适反应。因此，对患者进行适当的麻醉，是支气管镜检查顺利进行的重要保障。传统支气管镜检查术前采用对鼻咽部或口咽部黏膜局部喷洒2%利多卡因，然后经由鼻腔或口腔进入气道。局部麻醉的患者是意识清醒的，并保留患者自主呼吸及必要的咳嗽反射。

常规可弯曲支气管镜检查和治疗可在局麻下进行。但是，由于整个呼吸道的神经支配丰富，在受到异物侵入时，局麻可能达不到深度抑制咽喉及气管反射的效果，患者产生憋气、剧烈咳嗽，老年、合并基础疾病或心肺功能较差的患者甚至可能出现心脑血管意外。本身在检查时就紧张的患者，由术中进镜引起的缺氧等不良感受，会进一步增加其对检查的恐惧，因而无法很好地配合医生完成检查。另外，对于一些复杂的支气管镜下操作，局麻的方式无法满足操作需求，就需要在深度麻醉下进行。

让患者在安全、无痛的状态下进行医学检查和治疗，已成为临床医生及患者的共同追求。随着近年来无痛麻醉技术（即全身麻醉）在支气管镜检查中的应用，患者在安静睡眠状态下完成检查，可最大限度缓解患者痛苦，消除其对支气管镜检查的恐惧及疑虑。无痛技术是通过静脉注射镇静镇痛药物，轻度抑制中枢神经系统，以缓解患者的焦虑及恐惧情绪，减轻疼痛与不适，以及减少患者对治疗过程中的记忆。

接受全麻支气管镜检查会有什么不良反应吗

经常会有患者很焦虑地问："医生，听说麻醉会让人变傻？我会不会醒不

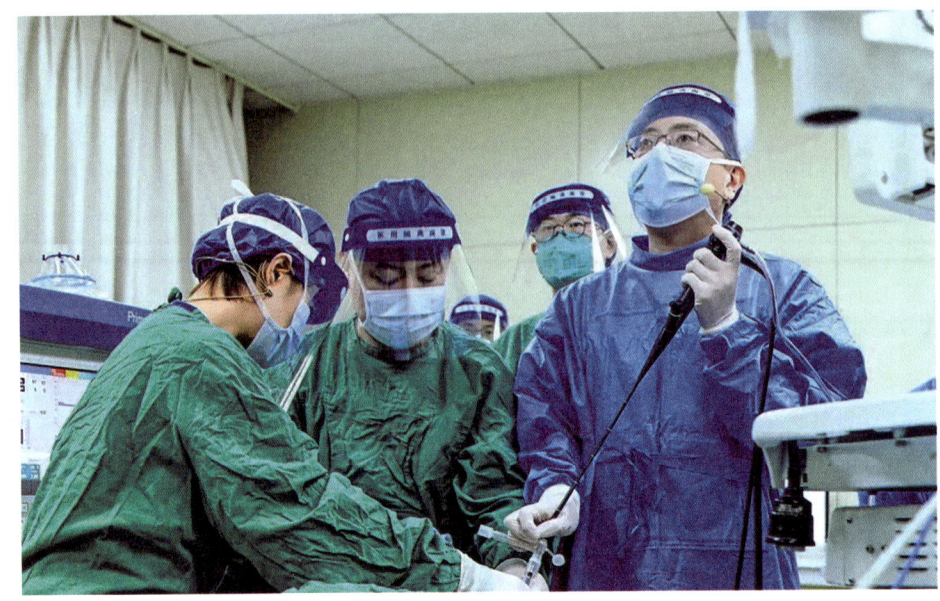

全麻支气管镜检查术中

过来呀?"事实上,虽然无痛麻醉(全身麻醉)作用于中枢神经系统,可短暂地引起意识消失,失去痛觉,以及失去记忆,但是全麻药物作用时间短暂,体内代谢完全,停止药物注入后,患者可很快地苏醒并恢复意识、痛觉及记忆,一般不会遗留后遗症,更不会使人"变傻"。

接受全麻支气管镜检查有什么需要提前准备的吗

首先,在接受支气管镜检查前应完善必需的术前检查项目,例如血常规、血凝、心电图等。此外,患者按照要求禁食和禁水,以避免术中胃内食物反流造成的窒息及气道黏膜的损伤。具体要求:没有胃肠动力异常或梗阻的患者,局部麻醉时,在支气管镜检查术前4小时开始禁食,术前2小时禁水;全身麻醉时,在支气管镜检查术前8小时开始禁食,术前2小时禁水。存在胃肠动力障碍等情况的患者,在医生充分评估后,要增加禁食和禁水的时间。

术后需要注意些什么

在麻醉苏醒后,由于药物在体内还没有完全代谢,神经反射仍处于低敏感状态，此时过早进食进水可能存在误吸风险，故患者在完成支气管镜检查后仍需遵循医嘱，继续禁食禁水一段时间，直至身体完全恢复。

随着科技的进步，以及社会、经济和医疗技术水平的不断提高，患者在就医过程中的心理和生理的感受也不容忽视。更加舒适化、人性化、个体化的治疗，可以减轻患者的疑虑和恐惧，提高患者的满意度，促进医患关系和谐发展。

21 反复使用的支气管镜会传染疾病吗

董家炜

随着医疗技术的发展，许多原先鲜为人知的检查项目已经慢慢地普遍了起来，支气管镜就是其中之一。支气管镜作为医生眼和手的延伸，可以便捷地对各种疾病进行诊断和治疗。但是有的患者可能会担心："别人用过的支气管镜会不会使用到我身上？那我会不会传染上其他疾病？"

首先需要告诉大家的是：我们给每位患者使用的支气管镜，都是消毒后反复使用的。每一根支气管镜使用完毕后，都会经过严格的高水平消毒，在这之后才会继续使用。

那何为高水平消毒呢？如果别人有乙肝的话，能把乙肝病毒杀灭吗？答案是：肯定可以！

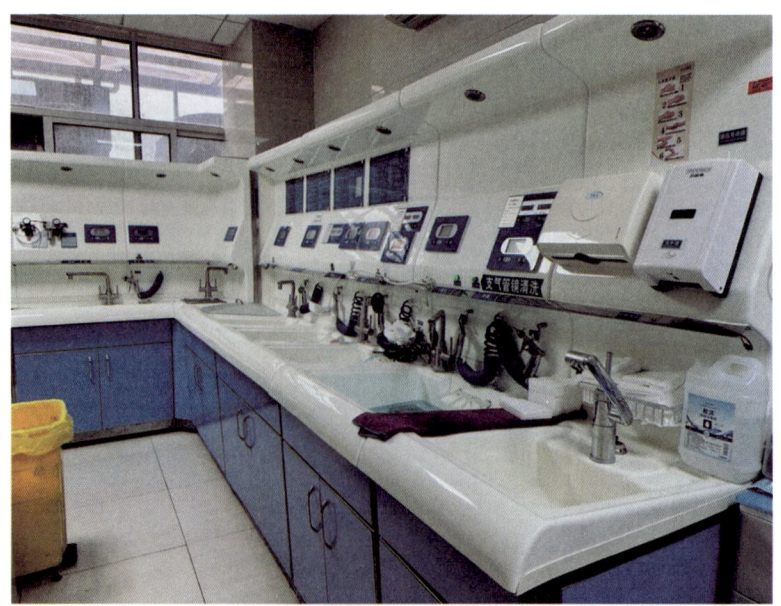

支气管镜的洗消室

支气管镜的清洗消毒是有国家规范严格控制的,大致可以概括为7个步骤:预处理、测漏、清洗、漂洗、消毒、终末漂洗和干燥。但实际上有近百道步骤,每一个步骤都有着严格的操作标准。下面就给大家介绍一下大致的流程。

支气管镜清洗消毒流程简介

步骤	操作流程
第一步:预处理	支气管镜使用完毕后,会立即使用含有清洗液的湿巾或者纱布擦去支气管镜表面的污物,随后抽吸清洗液30秒以上,清洗支气管镜的腔道。紧接着,会将支气管镜放在专用的镜车中送至洗消室
第二步:测漏	主要是检测一下支气管镜在上一次操作中是否有损坏。如果发生了损坏,那么这根支气管镜就无法继续使用,当然更不可能再继续使用到患者身上
第三步:清洗	在清洗槽内配制清洗液,把使用过的支气管镜及其附件完全浸没于清洗液中,先用清洁的纱布或专用擦拭巾清洗擦拭支气管镜的外表面,再用长刷和短刷分别刷洗支气管镜的腔道和附件,一直刷到刷子上看不到且手也感觉不到刷毛上有任何分泌物等脏东西为止,随后连接灌流管道对支气管镜的各个腔道进行清洗液的灌洗,灌流结束后立即排出清洗液,严禁反复使用
第四步:漂洗	使用流动水冲洗支气管镜表面,各个腔道内用清水灌流,目的是要清除可能附着在支气管镜上的清洗液,就好像我们在衣服洗完了之后要用清水再把衣服清洗几遍,把洗涤液漂洗干净一样。灌流结束后,用气枪吹干支气管镜的腔道,用纱布擦干表面
第五步:消毒	我们会把初步干燥好的支气管镜放入消毒槽中,并进行高水平消毒剂灌流,这一步是至关重要的。我们每天都会监测消毒液的浓度,必须达到要求才能使用,否则要立即更换浓度达标的高水平消毒液,以确保消毒有效
第六步:终末漂洗	用纯化水把支气管镜上残留的消毒液冲去,这里用的是经过消毒的纯化水。把支气管镜表面、钳道内的消毒液充分冲洗干净,确保无消毒液残留后才会进入下一个流程
第七步:干燥	用75%的酒精灌流后,再用有洁净空气的气枪吹干各个腔道,用灭菌纱布擦干外表面后备用

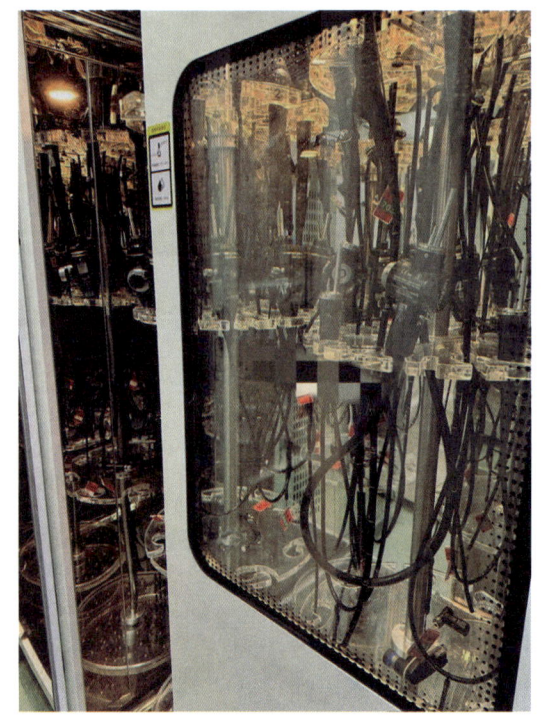

储镜柜

经过上面严格的清洗消毒,支气管镜就可以继续使用了。如果当天不再使用,那么它们就会被放到专门的储镜柜中保存好。次日再次使用前,我们会在再次对它们消毒、末洗、干燥后才开始使用!所以,完全不用担心做支气管镜检查会染上其他疾病。

22 为什么做完支气管镜检查咳得更厉害了

于冬梅

有些做过支气管镜检查的患者可能会有这类疑问:"我本来不怎么咳嗽的,怎么做了个支气管镜就开始咳嗽了?""我本来就是因为咳嗽得厉害才来看病的,怎么做了个支气管镜又咳了一下午?"……

那么支气管镜跟咳嗽到底有没有关系呢?咳嗽的时候能不能做支气管镜?其实,支气管镜跟咳嗽没有本质的关系,很多原因都可以引起咳嗽,例如季节转换、天气干燥、吃东西或喝水呛到了,以及生病等。那么为什么有的患者会觉得支气管镜引起甚至加重了他们的咳嗽呢?知道了支气管镜是怎么做的,就应该能理解了。

支气管镜的行进路线

支气管镜一般都是从一侧的鼻孔进入患者体内的,这条路要经过鼻腔、咽喉部、声门,再进入气管,到达肺内。这段路不长,但是经过的这几个地方可都会让人不舒服,尤其是经过声门的时候。大家都知道气管是我们呼吸的通道,要是被堵住了,或者有东西进去,就会觉得憋闷、难受,身体很自然就会发出警告,通过咳嗽反射要把这个东西排出去。而支气管镜检查又必须把一根细细长长的软管子塞进气管里,所以会出现咳嗽是很正常的。

咳嗽主要发生在支气管镜经声门进入气管的这个时间段,一般只要支气管镜进入气管里了,患者的咳嗽会慢慢减轻,甚至不咳了。

持续咳嗽的原因

有些人会继续咳,甚至越咳越厉害,可能有以下几方面的原因。
- 原本就有咽炎、慢性支气管炎、过敏性咳嗽等疾病,并处于发病阶段,

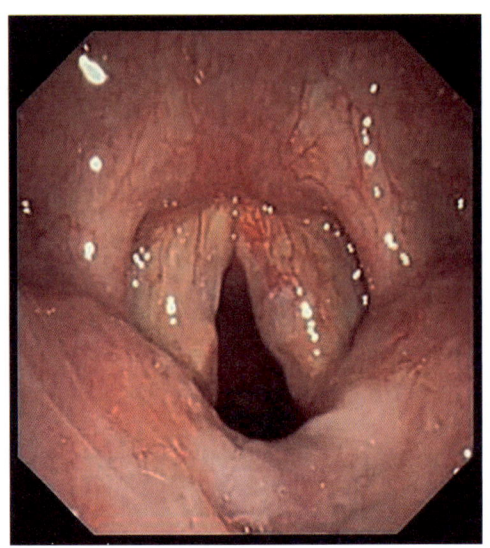

声门

这种情况下患者发生咳嗽的可能性会比其他的患者高,甚至有些患者会一发不可收拾,越咳越厉害,持续整个检查过程,直到检查结束后才慢慢缓解。

• 局部麻醉的患者,如果麻药吸入不充分,咽喉部没有达到很好的麻醉效果的话,也会出现咳嗽,尤其是在支气管镜进声门的时候。由于声门没有被很好地麻醉,人体会自发地对抗要进入的支气管镜。在这种情况下,患者不仅会觉得要咳嗽,部分还会觉得恶心、难受。所以,局部麻醉的患者一定要听从医护人员的指导,按要求正确地配合完成咽喉部的麻醉,这样才能尽量减轻进镜时可能出现的咳嗽、恶心。

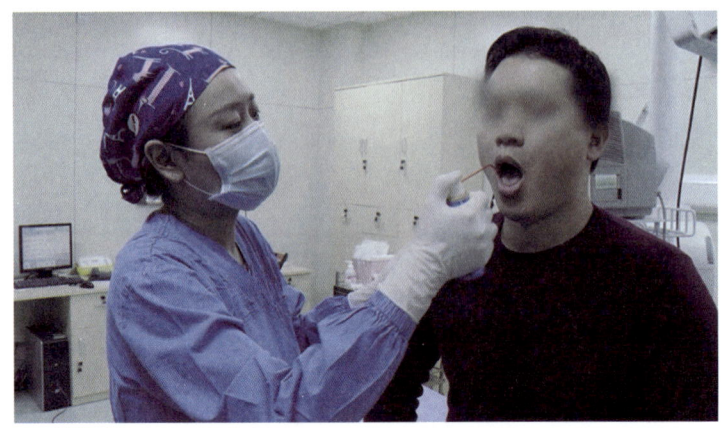

局麻喷药,经鼻进镜

- 有些患者说:"我是全麻的,人是睡着的,为什么醒了之后那么难受,也咳嗽得厉害呢?"除了疾病本身的原因之外,做全麻支气管镜,需要使用喉罩或气管插管,这些东西都会对咽喉部产生刺激。做的时候感觉不到,是因为无论是使用喉罩还是气管插管,都是在患者已经开始被麻醉——通俗地说就是睡着了——之后再进行的。但是醒了之后,部分患者可能会吸入一些分泌物到气管里,从而引起呛咳,而且拔除喉罩或气管插管也会造成一些不舒服,人体就会自然而然地产生咳嗽这个保护性的动作来进行调整适应,所以即便是全麻的患者,也会出现咳嗽的问题。

上面所说的咳嗽一般很快就会缓解的,大家不用焦虑。

23 为什么有些支气管镜检查报告不能马上出来

于冬梅

支气管镜检查是常用的协助诊断与治疗呼吸系统疾病的方法。根据不同的检查目的，除了检查报告外，可能还会产生一些检验、化验报告。有的患者就很疑惑："我是来做支气管镜的，都说做好了就有报告，可是为什么医生告诉我要过段时间才能看到报告呢？"

支气管镜检查的报告在检查完毕的同时就已经形成，并传输、打印出来了，这就是大家常说的检查好立刻就可以看到的报告。但是，更多的时候，在支气管镜检查术中会留取标本进行针对性的检查，最常见的有结核分枝杆菌涂片、普通培养、快速培养、霉菌检查、病理细胞学检查、组织活检等，有时可能还会做基因检测等。因为对于不同的检查，实验室采取的检验方式、培养方法不同，所以就不能同时得出结论并发布报告。下面就一起来看一下哪些检查的报告可能会延期出来。

结核涂片（抗酸杆菌涂片）

通过显微镜观察查找标本中是否含有抗酸杆菌。一般需要 1~2 个工作日，如遇节假日则需顺延。

分枝杆菌快速培养

标本经过预处理后，接种至针对性的培养基中，进行培养。培养阳性后再进行染色、鉴定、药敏等处理，最后发送报告。一般需要 2 个月时间，少部分疑难标本可能还要延长时间；标本中的含菌量、菌种等不同，培养报告时间会有比较大的差异。

一般细菌普通培养

针对常见的细菌（除结核分枝杆菌及非结核分枝杆菌以外的细菌）进行培养、鉴定及药敏检测。一般需要 3~5 个工作日，如遇节假日则需顺延。

霉菌培养

针对常见的霉菌进行培养、鉴定，一般需要 5 个工作日，如遇节假日则需顺延。

病理细胞学检查

通过细胞采集、涂片、固定、过滤、离心、沉淀、染色等方法加工制备标本，再通过显微镜观察细胞的形态、种类等情况，对疾病做出诊断。出具报告的时间一般为 2~3 个工作日，如遇节假日则需顺延。

组织病理检查

内镜下的组织标本都非常小，一般只有芝麻大小就已经属于比较满意的大小了。这类标本要经过固定、脱水、浸蜡、包埋、切片、染色、封片等方法进行加工制备之后，再通过显微镜观察组织结构和形态变化。有时需要结合免疫组化、特殊染色或分子病理才能做出明确诊断。出具报告的时间一般需要 5~7 个工作日，如遇节假日则需顺延。

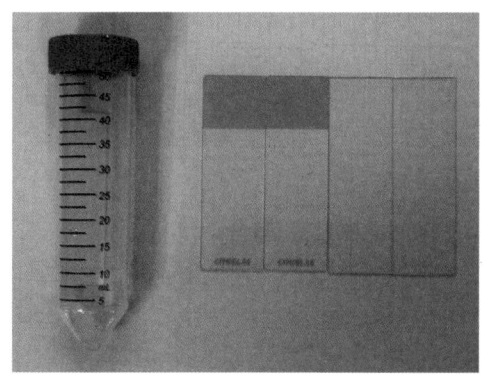

留取标本的载玻片和容器

基因检测

基因检测主要应用于传染性疾病、遗传性疾病和肿瘤。基因检测对于肿瘤的早期诊断、临床分期、预后，以及对肿瘤高危人群的筛选指导、个体化治疗和预防都有重要的作用。但是，由于技术本身比较复杂，需要专门的检测机构才能做，而不是各个医院都能做，且价格高低、时间长短与需要检测的位点多少密切相关，所以一般需要 10 天左右的时间。

检查项目查询途径

那么患者怎么知道自己做了哪些项目呢？有以下两种途径。

- 看自己的收费单或者缴费发票，一般都能看到检查项目。
- 看自己的支气管镜报告，一般在报告上都会写明此次支气管镜检查的标本申请了哪些实验室检查项目。就像图片上红框标识的内容，就是该患者此次支气管镜做的化验项目。

支气管镜诊疗报告

如上所述，由于支气管镜检查过程中会留取标本做必要的针对性检查，支气管镜检查报告和各种化验、检验报告是无法同时出具的。

24 为什么有些患者的支气管镜检查费用比别人多

董家炜

随着现在医疗技术的普及，支气管镜检查已变成一项气管、支气管疾病的常规诊疗工具。其中的大部分费用已经纳入医保，总体的费用也并不是很贵，那为什么有的患者会说做一次支气管镜的费用很高呢？

支气管镜检查的费用构成

其实，大部分的患者做支气管镜检查只是大致检查一下支气管内部的情况，查看是否有异常。这在上海的费用是不到千元，而且是纳入医保的。那有的患者费用动辄上千，甚至上万，是怎么回事呢？

- 有不少患者需要做穿刺、活检等进一步的操作，要明确诊断，因此就会

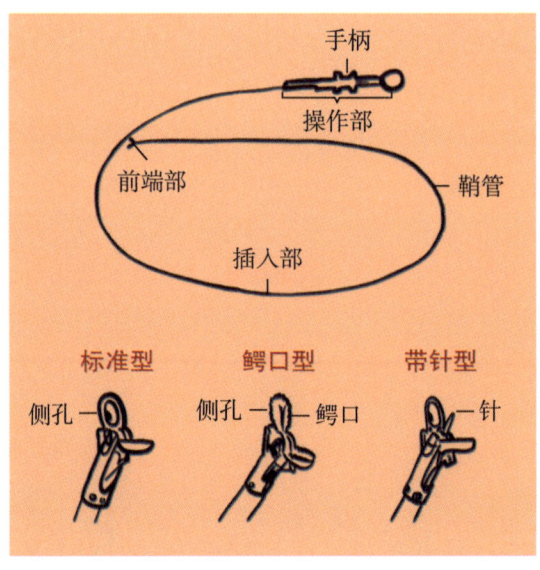

常规支气管镜中经常使用的耗材（活检钳）

增加耗材的使用和技术操作，产生一些新的费用，另外也会增加病理科检测的费用。

- 还有一些是气道狭窄的患者，气管内的一些病变需要反复操作和治疗。这些患者通常不到一个月的时间就需要再次做支气管镜，由于次数的增多，费用也会增高。

- 支气管镜检查是比较难受的，我们现在推荐舒适医疗下的无痛支气管镜检查。麻醉的费用也会略高，一般会增加一千到两千元，其中主要包括的是药物和操作的费用。

- 还有些患者需要做一些治疗，包括支架置入、活瓣、热成形术等。这些操作的费用就会偏高，手术费用将会过万，主要是根据不同的操作技术以及不同的操作设备和置入物来计算的。

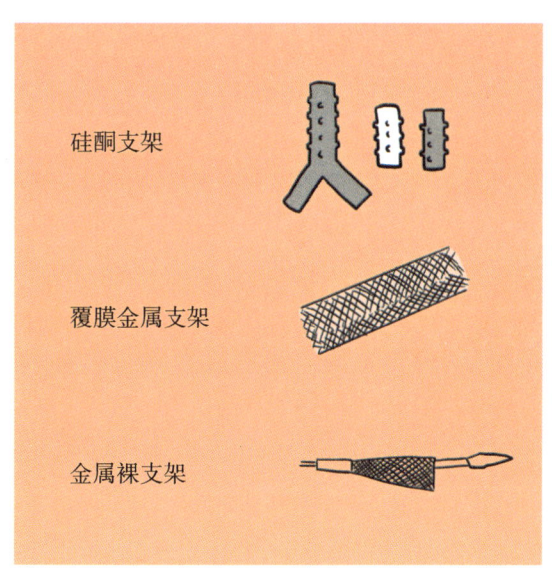

支架等较贵的耗材

- 另外，在操作之前还需要进行一些常规的检查，比如心电图、凝血和传染病指标检测等。

各个地方的收费标准不一样，医保的保险比例不一致，收费相差较大。在治疗期间，患者应当积极配合医生，遵循医嘱，定时接受支气管镜的镜下治疗，以达到最佳的治疗效果，减少"无用功"的治疗次数，从而也能减少费用。

我们刚刚说的那么多操作和耗材，大部分已经纳入医保，不过也有部分高值耗材还未纳入医保。大家也不用过于担心，我们医生在使用这些较高费用的内镜操作前，会主动与患者及家属沟通，告知治疗目的及预后，经患者及家属签字同意后才会进行手术治疗。

支气管镜检查的费用其实对于大多数患者来说还是可以接受的。外省市的患者也可以使用异地医保进行报销，所以大家不用过分担心费用过高而无法承担的情况。

常见的支气管镜技术

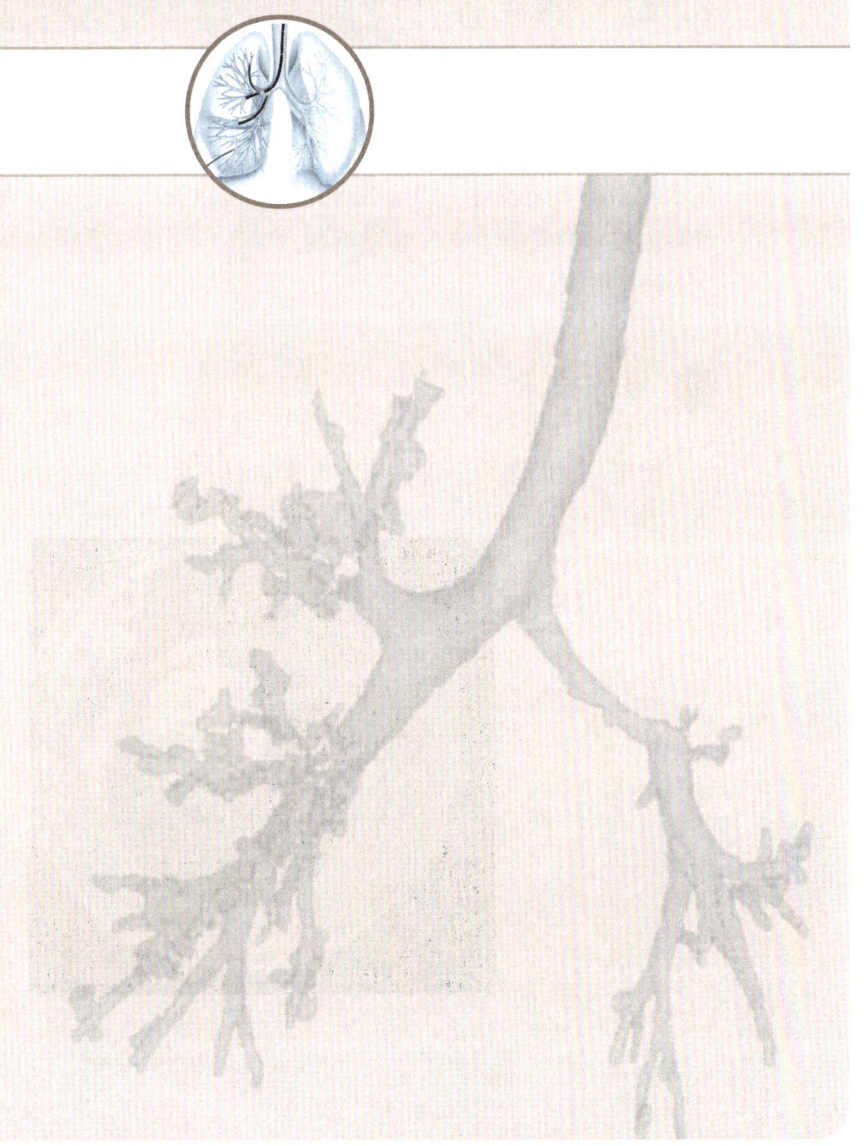

25 支气管镜冷热技术：冰与火的洗礼

顾晔

自盘古开天地以来，日月亘古，冷热交替永远是冰与火书写的篇章。著名的魔幻小说家乔治·马丁的巨作《冰与火之歌》也是以这两种对立的能量形态来描绘波澜壮阔的史诗剧情的。但是您一定不知道，在医学上，冷和热也能作为治疗疾病的有效手段，从20世纪开始沿用至今。

也许您很疑惑如此极端的温度如何来治疗疾病。其实，在经过现代医学技术的创新和突破后，能量平台的应用可以说已经达到炉火纯青的地步。随着微创技术的发展，支气管镜下的冷热治疗也已经在祖国大地上以星火燎原之势普及开来。

冷冻技术

首先，我们来聊一聊冷冻。大家知道，水的冰点是0℃，4℃以下的触感

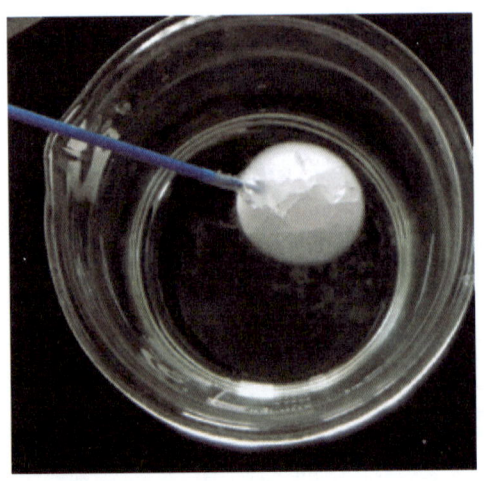

冷冻形成的冰球

就会有明显的寒意，并会带来痛觉。而 –30℃以下的冰冻可以迅速使细胞结晶，在其复温的过程中，细胞会被破坏。医学家们利用这个特性发明了一系列冷冻设备，可以破坏气管、肺内的肿瘤、细菌、病毒。但是，它们对正常的器官、组织影响很小，满足了治疗的要求。

还有，最新的研究结果表明，–160℃的液氮冷冻可以用于大面积的气管肿瘤或结核坏死，也可以在短短一分钟内改善哮喘和慢性支气管炎的症状。

热治疗技术

聊完了冷冻，我们再来说一说热治疗。在博大精深的中医里，很早之前就有了艾灸。热能可以促进血液循环，调节机体功能。但是，过高的温度会直接导致破坏性的作用，那么热能是如何用在气道内实现治病功效的呢？

热治疗的范畴很广，患者经常听到的激光、电刀、射频、微波其实都是不同形式的热能量。通过不同的能量激发，转换成的热能高温可以对肿瘤、瘢痕、坏死组织进行彻底消灭，这也是快速打通被阻塞的气管的关键。很多气管狭窄的急症患者，通过"火的洗礼"，能很快转危为安。另外，现在热门的微创消融治疗肺结节大都也是通过热能来实现的。热消融也可以治疗支气管哮喘和慢性阻塞性肺疾病等慢性气道疾病。这些都是支气管镜下常用的治疗技术。

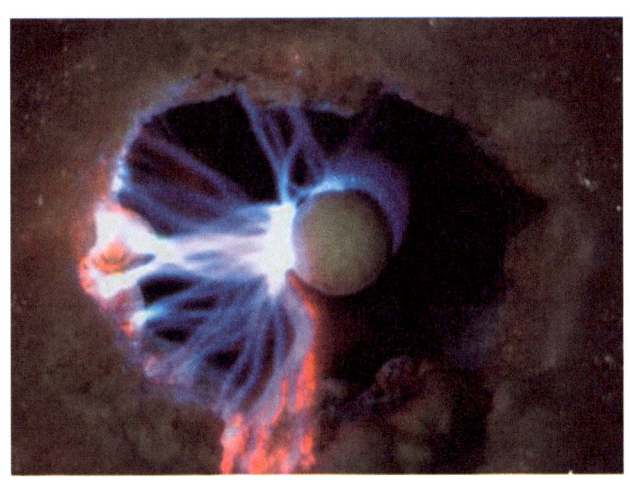

氩气刀热治疗中能量传递

在支气管镜下，有效使用冷冻与热治疗可解决许多临床问题，也可以将两者结合在一起交替运用治疗疾病。对于肿瘤、瘢痕、外伤手术等引起的气管狭窄，冷热治疗是临床的首选，肺结节消融、慢性气道病的内镜治疗也开始涉及。虽然冰与火是对立的，但是医学一直是一门辩证的科学，结合了冰与火的艺术，使其更加大放光彩。

26 经支气管镜冷冻肺活检：不用开胸的验肺

王海

2009年曾有一则新闻震惊了整个社会：一位职业病患者因职业病鉴定无果而行开胸肺活检！人们为这位患者大胆的正义之举深为惊叹。十几年过去了，在如今这个科技快速发展、医学日益进步的时代，我们有了更便捷、微创、无痛的技术来获取肺组织，以用于临床检验检查，这就是要向大家介绍的——经支气管镜冷冻肺活检。

什么是经支气管镜冷冻肺活检

经支气管镜冷冻肺活检，顾名思义，是一种将小型冷冻探头从支气管镜插入到远端细支气管冻取出肺组织标本的技术。冷冻过程中，通过制冷剂的快速释放，吸收周围环境热量，从而使探头局部温度急速下降到 –80℃。由于冷冻探头周围的组织冷冻凝固形成的黏附力，探头和探头周围冷冻的肺和支气管组织整体得以快速拔出，最终获得组织学标本。根据疾病诊断的需要，

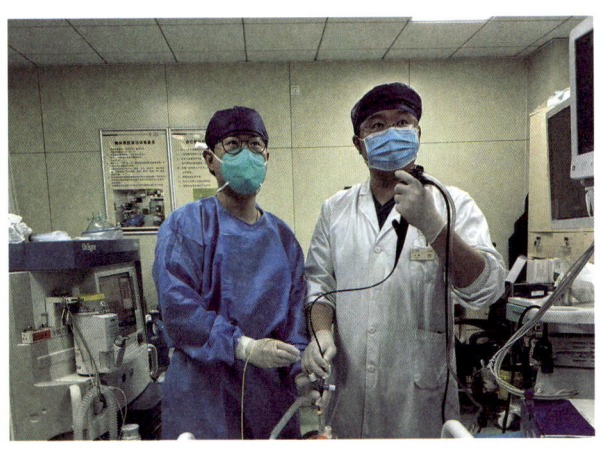

经支气管镜冷冻肺活检操作中

从患者身上取出肺组织进行病理检查的技术,是疾病诊断的重要部分,被认为是最终的临床诊断。

经支气管镜冷冻肺活检,主要应用于肺弥漫性疾病(如间质性肺病、尘肺病)、肺外周结节的诊断,以及肺移植术后排斥反应的监测等。操作一般需要在全身麻醉状态下进行,气管插管,全程监测生命体征指标,以确保舒适、安全、无痛。

相较于一些传统的取材技术,经支气管镜冷冻肺活检需要的设备较简单,如支气管镜、冷冻机器、冷冻探头、止血封堵球囊、止血药等,出现的操作并发症概率也较低、相对风险可控,且费用低廉。目前,经支气管镜冷冻肺活检技术已逐步应用于临床工作,在很多医院的呼吸病科常规开展,为解决很多肺部疾病的诊断做出了贡献。

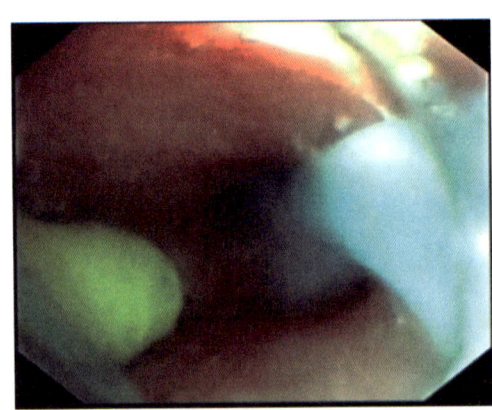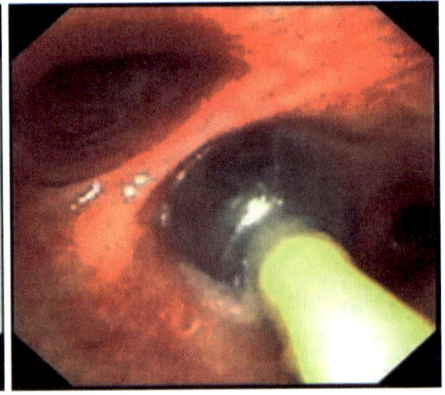

冷冻肺活检术前预置封堵球囊,术中冷冻探头快速拔出,同时封堵球囊充盈以预防出血

哪些人不可以做经支气管镜冷冻肺活检

- 一般而言,身体情况较差,特别是心肺功能很差,无法耐受支气管镜检查操作的患者不可以做经支气管镜冷冻肺活检。
- 存在支气管镜检查的禁忌证、凝血功能障碍、严重呼吸衰竭等的患者,也不可以做经支气管镜冷冻肺活检。

经支气管镜冷冻肺活检的并发症

一般而言,冷冻肺活检是比较安全的,创伤性小。

最常见的并发症是出血，所以医生会在活检前行环扫超声检查，以选择合适的活检区域，降低出血风险。对于有并发气胸、纵隔气胸可能的患者，一般在冷冻探头送达支气管最前端（肺外周）时，稍微回收探头1厘米的距离，以减少胸膜破坏的风险。一次操作的活检次数为3~5次，每次冻取时间为4~6秒，医生会在保证标本量的同时兼顾操作安全。

另外，还有感染、慢性病的急性加重等并发症，对此医生也会严密监测并及时处理的。

经支气管镜冷冻肺活检是一项安全、有效、舒适、便捷的呼吸内镜技术，已经引入国内好几年，在国内很多医院已经常规开展。对于有相关疾病的患者，可以放心接受此项操作。

27 支气管镜+气管支架：架起"息"望

顾晔

不少患有冠心病的人放过冠状动脉支架，殊不知除了血管支架外，也有气管支架。

🫁 气管支架应对气管狭窄

气管的解剖结构就像一棵颠倒的大树，如果把树干和树枝想象成中空的管道，就是我们气管的样子了。空心的气管是为了能够将空气吸入肺内，再排出二氧化碳。当气管某个位置狭窄、软化，甚至堵塞的时候，通气就不顺畅，患者往往会感到胸闷、气促、呼吸困难，且症状呈渐进性加重，乃至于窒息，威胁到生命。

那么，哪些疾病会导致气管狭窄呢？对于成人而言，最多见的就是肺、气管的肿瘤，其中又以肺癌为多见；其次是结核病导致的支气管良性瘢痕狭窄；另外还有外伤、手术、插管引起的狭窄等。

恶性肿瘤引起的气管狭窄，分为两种情况：一种是肿瘤长在气管外，压迫气管导致狭窄；另一种是肿瘤直接生长在气管内部，堵塞气道。对于第一种情况，气管支架的治疗效果最好。

对于良性气管狭窄的治疗，最常用的是用注水的球囊进行扩张，但是如果扩张效果不好，患者症状得不到改善，那就需要使用气管支架了。

🫁 两种类型的气管支架

目前使用的气管支架一共有两种材质：镍钛合金的金属支架和硅胶材质的硅酮支架。

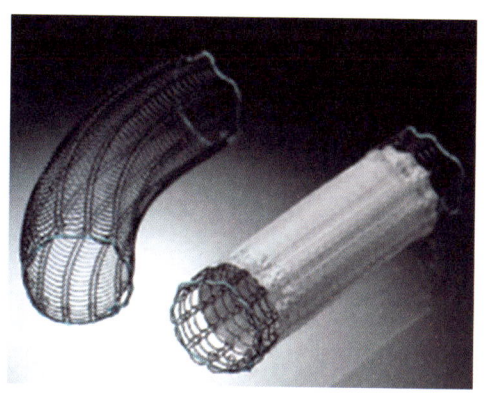
气管金属支架

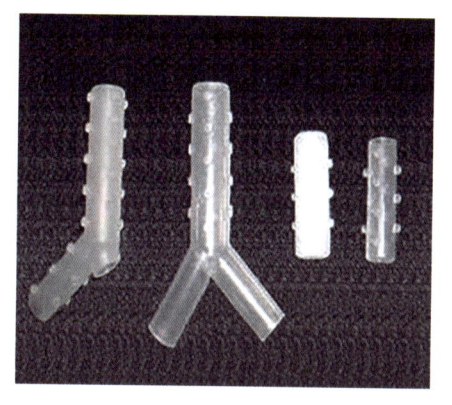
气管硅酮支架

金属支架置入比较简单，但是不能留置太长时间，否则容易刺激肉芽增生，导致气管再次阻塞，所以一般3个月内需要取出。因此，在肿瘤引起的气管狭窄中，我们经常使用金属支架，一旦气管被打开，症状缓解，我们就有机会针对肿瘤进行一系列全身性治疗。如果短时间内肿瘤得到控制，我们就可以取出支架。

硅酮支架则可以留置较长时间，最多可以达到1年左右。因此，在良性疾病引起的狭窄中，我们会更多地选择硅酮支架，长时间置入以达到扩张气道的作用。但是，硅酮支架置入难度较大，且痰多的患者置入硅酮支架后则更不易排出。

气管支架应对气管瘘口

气管支架还有一个用处，就是当气管破损了，出现瘘口的时候，气管支架可以进行封堵，有效地防止食管、胃里的液体呛入气管里，腐蚀气道。这时，我们的气管支架就像一道屏障把气管上的漏洞堵上，为患者后续的治疗争取了时间和空间。

气管支架不是万能的

气管支架虽然作用巨大，但是它不像血管的支架可以长期置于人体内，时间久了会出现各种并发症。因此，气管支架手术后一定要定期进行支气管镜检查，处理并发症，必要时需要取出支架。

气管的狭窄和瘘口往往都是严重疾病造成的，不及时治疗的话后果不堪设想。气管支架就像一座桥梁，不但缓解了症状，而且架起了患者生的希望。我们与死神争分夺秒，为后续的治疗手段争取足够的时间。气管支架是我们呼吸内镜诊疗中一项必不可少的技术。

28 支气管镜+超声：气道内也能做超声检查

杨莉

听说过支气管镜，体检时肯定也做过超声检查，但是支气管镜下的超声检查，您知道是什么吗？

支气管镜下的超声，学名是支气管内超声检查（endobronchial ultrasonography，EBUS），是常规的支气管镜技术和超声技术的结合，已经被广泛应用于肺部疾病的诊疗。

支气管内超声检查的类型

支气管内超声检查有两种探头。

- 一种中央型超声探头，因呈现出来的超声图像为"扇形"，故又称为"扇形超声"，也称为"大超"，相当于在常规的支气管镜前端加了超声探头。"大超"体型略大，可以观察大气道周围的病变。
- 另一种是外周型超声探头，因呈现出来的超声图像为"环形"，故又称为"环形超声"，或者是"径向超声"，也称为"小超"。目前，最细的探头直径大

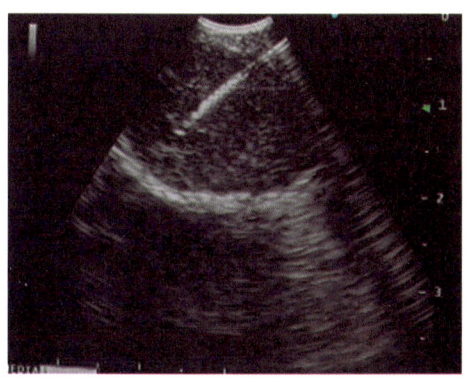

"大超"

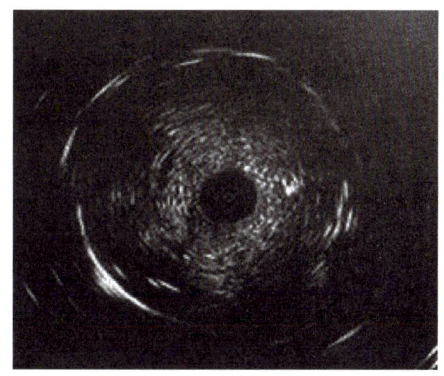

"小超"

概是 1.4 毫米，可以通过支气管镜的钳道送入气道内，用于观察肺外周病变。

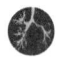 ## "大超"的用途

常规支气管镜检查可以清晰地观察到气管－支气管腔内的情况，例如是否有病变。如果有新生物，还可以进行留取标本送检查。如果病灶位于气管－支气管壁外面、紧贴着气管壁，但又不引起管腔内改变的时候，这种病变就是常规支气管镜的"盲区"，无法对其进行取样，此时"大超"就派上了用场。

超声探头贴于气道壁，通过移动探头进行扫描，探查到病灶后，还可以进一步测量病灶的大小、内部血流、相对软硬度等，然后在超声实时监测下，进行穿刺取样，最终明确诊断。

 ## "小超"的用途

首先，我们知道，气管－支气管是人体的呼吸通道，气管、支气管及各级分支的形状就像是倒置的一棵枝繁叶茂的大树，气管是树干，支气管及分支是树枝。越到支气管的远端，分支越多，支气管的管腔越小。一旦病变位于远端且狭小的支气管里，常规支气管镜就无法到达病灶，这就要借助一条很细但设计精密的"小超"。

虽然最细的"小超"只有 1.4 毫米，但是在它的最前端却安装有可以发现病灶的灵敏的超声探头。当支气管镜不能继续进入远端支气管的时候，"小超"可以通过支气管镜的钳道，继续被送入更为远端的部位进行探查，从而使病灶"无处藏身"。医生根据"小超"所示的部位，对病灶进行取样送检。并且，这种技术的术后气胸、出血等并发症发生率低，安全又高效。

总之，通过支气管内超声检查可以清晰地观察到支气管外的结构，探查远端支气管的病灶，并且可以在超声支气管镜的引导下进行活检，提高了诊断率的同时还能降低医疗风险。

自从有了支气管内超声检查，原本很多需要通过外科手术才能取到的标本，现在支气管镜检查就解决了，大大减轻了患者的痛苦，同时也降低了医疗费用。目前，超声支气管镜用于纵隔疾病的诊断、肺癌的分期、肺外周病变和肺结节的诊断等方面，希望支气管内超声检查能使更多的患者受益。

29 支气管镜+激光：气道内的一道"彩虹"

吴颖

或许，大家对"支气管镜下激光手术"不太熟悉，可能只是听到过。其实，支气管镜下激光手术是在呼吸系统疾病治疗中颇具创新性的一项技术。虽然听起来似乎有些"高科技"，但却与我们的健康息息相关，尤其是对于那些患有气道狭窄、肿瘤或其他呼吸道疾病的朋友们来说，它可能就是一把打开通向健康之门的"钥匙"。

什么是支气管镜下激光手术

首先，我们都知道了什么是支气管镜。支气管镜，简单来说，就是一种细长且带摄像头的医疗器械，可以顺着鼻腔或者口腔，通过咽喉，一路深入到气管、支气管甚至更小的分支里去。医生通过操作这根"可视探针"，可以直接观察到气道内部的情况，就像给气管做一次"内窥体检"。

那么，激光手术又是什么呢？这里的"激光"，可不是科幻电影里的那种能切割钢板、击毁飞船的超强武器，而是一种高度聚焦、能量集中的光束。在

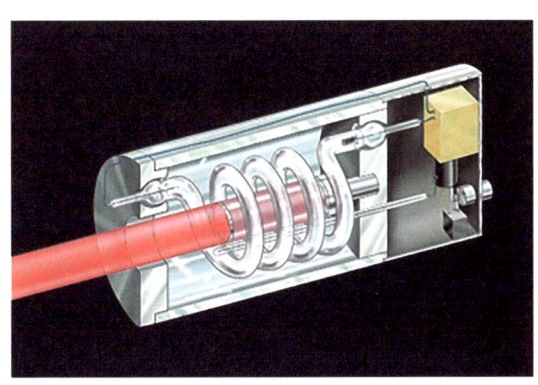

形成激光的内部装置

医学领域，激光被用来进行精细的手术操作，因为它能够在精准定位的同时，对目标组织进行精确切割、凝固或汽化，而且对周围正常组织的损伤极小。

当支气管镜遇到激光，就诞生了"支气管镜下激光手术"。

支气管镜下激光手术的作用

支气管镜下激光手术主要针对那些气道内部出现病变，比如良性肿瘤、恶性肿瘤、炎性肉芽肿、瘢痕狭窄等情况。传统的治疗方法可能需要开胸手术，创伤大、恢复慢；而支气管镜下激光手术则是在保留体表完整性的前提下，通过支气管镜将激光送达病灶部位，对病变组织进行精准切除或烧灼，达到治疗目的。

支气管镜下激光手术是怎么做的

支气管镜下激光手术的整个过程大致如下。

患者在接受适当的麻醉后，医生会将支气管镜经口或鼻插入，通过显示屏实时观察气道内部。一旦找到病变位置，就启动连接在支气管镜上的激光设备，调整好参数，然后像"雕刻师"一样，小心翼翼地用激光光束对病变组织进行处理。

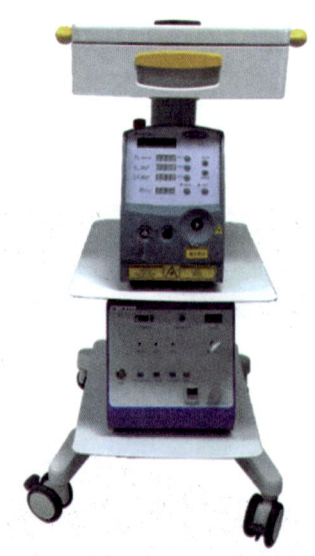

激光治疗仪器

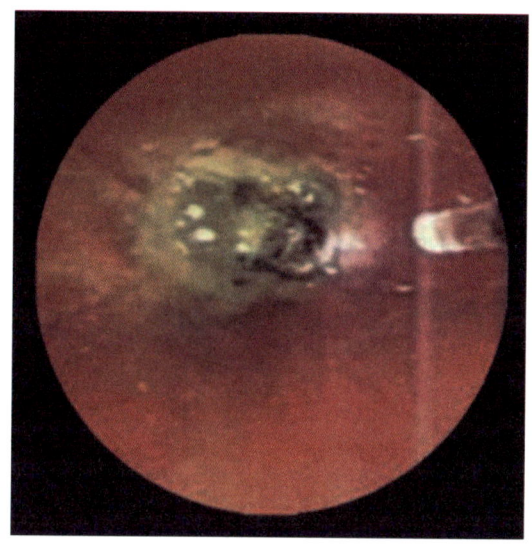

支气管镜下激光治疗

激光瞬间产生的高温可以将病变组织瞬间汽化或凝固,同时止血效果也非常好,大大降低了手术风险。由于激光能量非常强大,并且白色的激光太刺眼,操作的医生无法清楚识别激光光束,所以工程师就引进了彩色的灯光,用来引导激光切割。因此,支气管镜下激光治疗就像"彩虹"一样,呈现为彩色的模样。

支气管镜下激光手术的优点

• 微创:无需开刀,只需通过自然腔道(鼻腔或口腔)进入,创伤小,恢复快,痛苦少。

• 精准:激光光束能精确瞄准病变部位,避免伤及周围正常组织,尤其适合处理复杂、深在或狭小的气道病变。

• 安全、有效:手术过程中出血少,术后并发症少,治疗效果显著。

当然,任何手术都有其适应证和禁忌证,支气管镜下激光手术也不例外。是否适合进行此类手术,需要由专业医生根据患者的具体病情来判断。

总的来说,支气管镜下激光手术以其微创、精准、安全的优势,为许多呼吸道疾病患者提供了新的治疗选择,极大地改善了他们的生活质量。希望上述内容能让大家对这项前沿医疗技术有更深入的了解。

30 支气管镜＋虚拟导航：气道里的"指南针"

杨莉

近日，家住上海市杨浦区的李先生终于舒了一口气。1个月前体检发现一个肺部结节，结节直径大概1厘米，但位置比较"刁钻"，普通气管镜无法到达病灶，病灶性质不得而知，内心惴惴不安。为了明确诊断，李先生来到上海市肺科医院寻求帮助，内镜中心的医生利用虚拟导航支气管技术进行术前规划，按照设定好路线后，使用外径仅仅3毫米的超细支气管镜顺利到达病灶附近，再利用径向超声探头证实病灶位置后，用活检钳取得病灶组织送检，整个手术用时15分钟左右，创伤极小。最终的病理结果提示为良性病灶。

什么是虚拟导航支气管镜

肺部支气管就像一棵树的树枝一样，越到肺外周，支气管分支越多，错

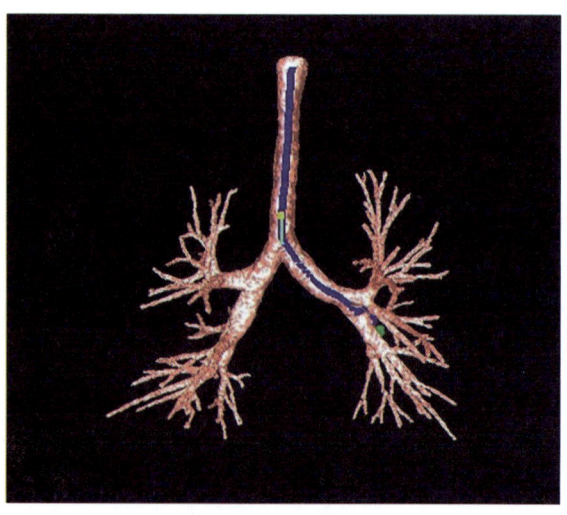

支气管树示意图

综复杂，因此也称为"支气管树"。支气管镜想要顺利快速通过支气管达到肺部病灶位置，就需要有一个高精度的"导航系统"。

虚拟导航支气管技术正是基于此临床需求的新型虚拟成像技术。它先利用肺部 CT 的数据，支气管虚拟导航系统能够精准重建支气管树、肺部病灶，显示肺部组织参照位置，并自动规划导航路径，辅助医生引导内镜工具或气道导管在肺组织中进行活检和标记，同时能够实时量化支气管相关参数，功能强大。

虚拟导航支气管镜的优势

传统的经支气管镜肺活检，主要根据肺部 CT 阅片协助判断病灶位置，对于一些大气道的病灶，可以直视下进行刷检、活检等操作，问题不大。但是，对于小气道，如亚段、亚亚段，甚至更远处的病灶，支气管镜是无法直视下到达的。在支气管镜前往病灶的过程中，由于镜头的角度及镜身的旋转，呈现给操作者的视野并不是一成不变的，这样会让操作者找不到方向，就像在沙漠中行走，如果没有指南针，就会迷失方向，最终难以到达终点。因此，传统的经支气管镜肺活检带有一定的盲目性，对周围型肺结节诊断率相对较低。

而虚拟支气管系统可以建立虚拟支气管路径，同时联合其他手段，如径向超声内镜等，将支气管镜引导到目标病灶，可以大大提高活检的准确性。

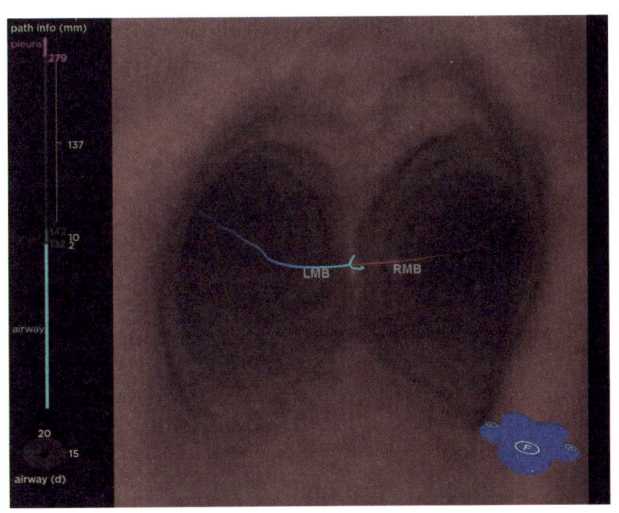

虚拟导航生成虚拟镜下画面及通向病灶的路径

同时，由于系统会自动设定好进镜路线，特别是在分岔路口，会指引前进的方向，让医生可以快速、准确地到达目的地，节省了时间，提高了效率。

通过虚拟导航支气管镜技术，可以很好地展示三维支气管树结构和复杂变异，可以协助评估病灶的位置、空间及毗邻关系，还可以协助测量界定腔内外病变范围，对选择肺部靶点及其术前路径规划起指导作用，为支气管镜安装了一双"慧眼"。

虚拟导航支气管镜突破了传统支气管镜仅能进入段支气管的技术瓶颈，提高了支气管镜检查深入肺末端的能力。它与径向超声支气管镜结合可引导术者更快、更准确地到达目标病灶所在支气管，从而缩短了检查时间，大大提高了肺手术的安全性和准确性。不仅如此，未来呼吸内镜导航下的微创治疗将是呼吸内镜介入手术的热点，具有很好的临床应用前景。

31 支气管镜＋磁导航：精准定位肺部小结节

吴颖

近年来，随着高分辨率 CT 筛查项目的广泛开展，越来越多的无症状肺结节被发现，肺结节在我国检出率为 20%~80%。越来越多人谈"肺结节"色变，因为肺部结节常被认为可能是癌前病变或早期肺癌的征象。有的患者求治心切，也会选择直接进行切除手术。开胸切肺的手术会给身体带来极大的伤害，本就不适合身体脆弱的患者，更有 20%~45% 的可能会切除本就没有病变的部位，导致过度治疗。如果病变的体积小，生长的位置或患者的身体条件又不适合活检和切除，患者也会被推荐等待观察。这无异于在身体里埋下了一颗不定时炸弹，不仅会延误潜在的病情，也会让患者惶惶不可终日、无法安宁。

不论是支气管镜、经皮穿刺活检，还是手术切除，没有一种方法能既准确又安全地诊断早期肺癌。难道就没有一种更好的方法，能揪出潜藏在支气管"迷宫"里的病变吗？接下来，我们就来揭秘一项高科技医疗技术——支气管镜磁导航技术，认识一下它是如何帮助医生精准定位肺部小结节的。

想象一下，医生就像个经验丰富的矿工，手持精密仪器，在肺部这片"地下迷宫"中寻找那些隐蔽的小结节。现在，就让我们一起来看看这个"寻宝过程"吧！

第一步：绘制地图——CT 扫描定位

在正式"探险"之前，医生会先给患者的肺部做个全面的 CT 扫描。这就好比给地下迷宫画出详细的地图，标出所有通道、墙壁以及疑似藏着小结节的"宝藏点"。通过 CT 图像，医生可以精确得知小结节的大小、形状、位置以及与周围结构的关系。

第二步：装配装备——安装磁导航传感器

接下来，需要事先在检查床上安装好电磁定位板，然后会由医生给患者进行支气管镜检查。不过，这次用的支气管镜可不一般，它配备了"磁导航传感器"。这个传感器就像矿工头盔上的探照灯，能够实时感知电磁定位板的磁场，并将位置信息传递给计算机系统。

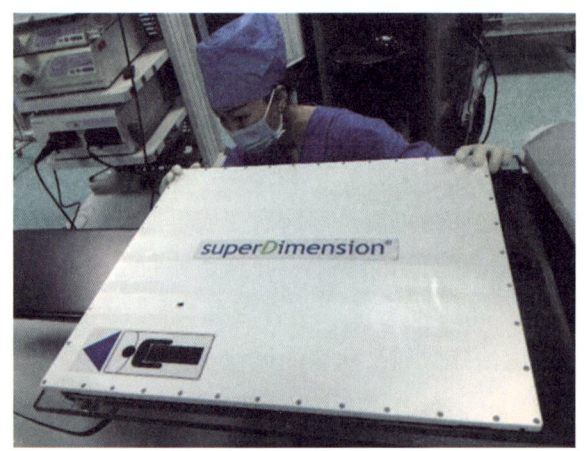

安装电磁定位板

第三步：设定航线——规划导航路径

有了CT地图和装备齐全的支气管镜，医生就可以在计算机软件上规划从气道入口到小结节的"航线"了。系统会计算出最佳路径，避开气道狭窄、

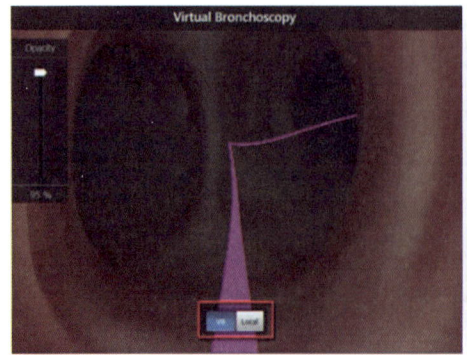
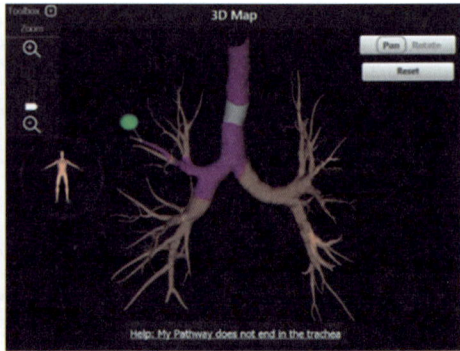

规划导航路径

弯曲等复杂区域，确保支气管镜能顺利抵达目标。

第四步：启动导航——实时引导操作

一切准备就绪，支气管镜在医生的操作下开始沿着规划好的路径缓缓前行。此时，磁导航系统开始工作，实时监测支气管镜传感器的位置，将其与预先设定的航线进行比对。一旦发现偏差，系统会立即反馈给医生，指导其调整操作，确保支气管镜始终按照正确的方向前进。

第五步：精准打击——活检或治疗

当支气管镜在磁导航系统的引导下精准抵达小结节位置，医生就可以进行下一步操作。如果是活检，会通过支气管镜上的钳子或者针吸设备取出小结节部分组织进行病理分析；如果是治疗，例如射频消融、冷冻疗法等，医生会使用相应工具对小结节进行针对性治疗。

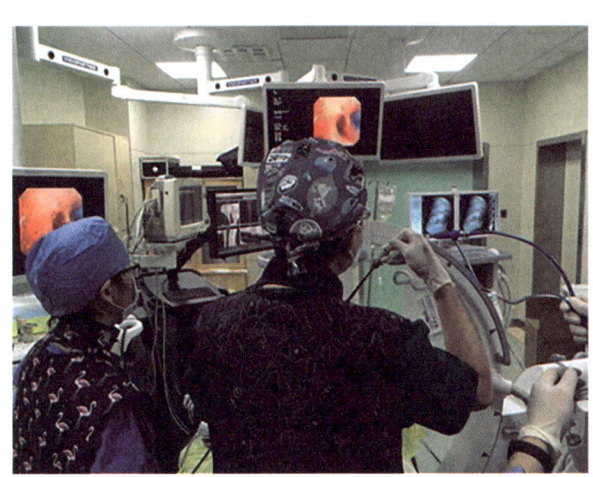

磁导航系统的引导下的治疗操作

通过支气管镜磁导航技术，医生就能像经验丰富的矿工一样，精准定位并处理肺部小结节。这项高科技的应用，为肺部疾病的诊治提供了更为安全、精准的新手段。

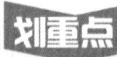

支气管镜磁导航技术"五步走":

① CT 扫描定位:绘制肺部"地下迷宫"地图。

② 安装磁导航传感器:给支气管镜装上"探照灯"。

③ 规划导航路径:设定从小气道到小结节的"航线"。

④ 启动导航:实时引导支气管镜沿规划路径前进。

⑤ 精准打击:在小结节处进行活检或治疗。

支气管镜能诊治哪些疾病

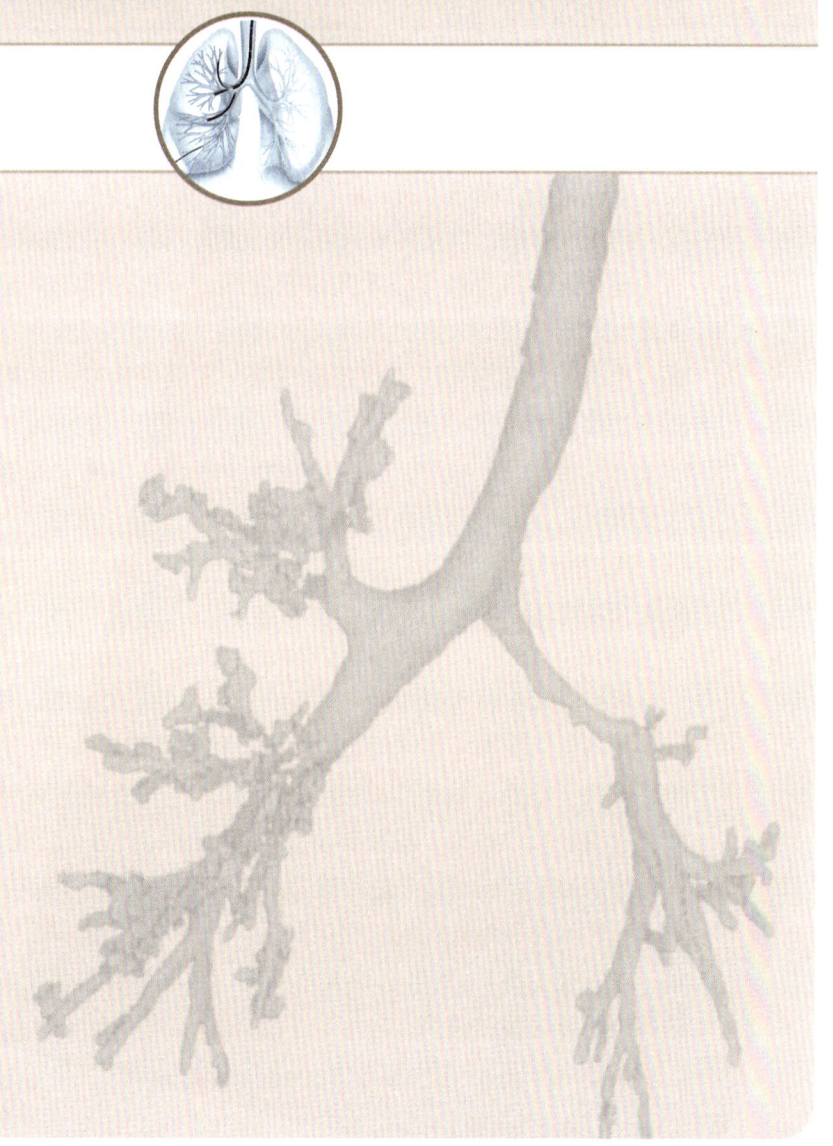

32 呼吸道常见病的内镜下表现

王海

呼吸道常见病是指人体呼吸道比较常见、多发的疾病，发病的常见部位为整个呼吸道涉及的气管、各级支气管、肺部及胸膜腔内。比较常见的较轻症状表现为咳嗽、咳痰、咯血、发热、呼吸受影响等，较重症状表现为呼吸困难、缺氧，甚至呼吸衰竭而致危重症。导致疾病发生的原因比较多，现主要考虑与外界大气污染、吸烟、呼吸道各种病毒感染、人口老龄化等因素相关。其中，慢性阻塞性肺疾病（简称慢阻肺）、支气管哮喘、支气管扩张、肺癌、间质性肺病，以及各种病毒引起的肺炎等疾病的发病率一直处于较高位。

近年来，随着医疗技术的快速发展，呼吸内镜越来越多地参与到呼吸系统疾病的诊疗过程中，发挥了重要作用。支气管镜检查将支气管镜经口或鼻进入患者的下呼吸道，直接观察气管、支气管病变，并根据病变的情况进行相应的检查和治疗。

下面将介绍一些常见疾病的内镜下表现，以便大家直观感受疾病带来的气道改变。

 慢性肺病

慢性肺病主要包括慢性气道疾病、慢性间质性肺病、慢性支气管炎等。疾病往往与长期吸烟、空气污染、过敏及遗传等因素有关。常见表现是慢性的咳嗽、咳痰、咯血、胸闷以及喘息等症状。支气管镜下可见到气管壁结构的改变、气管腔大小改变、黏膜异常色素和炎症、气道分泌物增多及血迹等情况。慢性肺病通常可同时合并急性感染及气道其他疾病，内镜下表现多种多样。

• 慢性阻塞性肺疾病（慢阻肺）：气管呈"刀鞘样"改变（即：前后径正常，左右径变小），支气管壁颜色变红、肿胀且管腔内见稀薄样痰液，若有急性感染时可为黄白色痰。

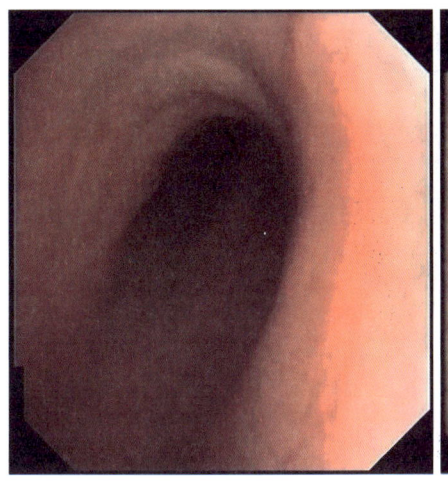 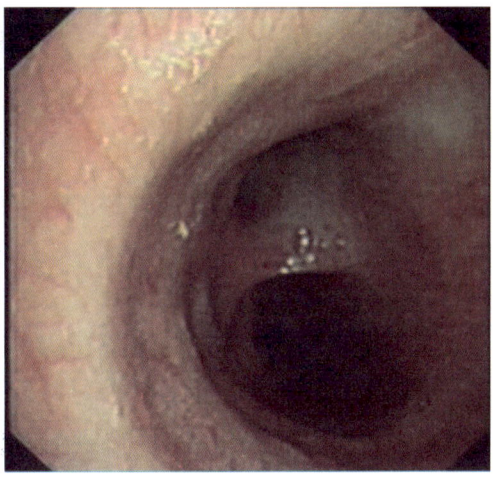

慢阻肺合并急性感染，"刀鞘"样气管，支气管内见白痰

- 支气管扩张合并急性感染：支气管腔增大，分泌大量黄痰或白痰，部分支气管壁见血迹。部分支气管扩张若合并真菌感染，可见大块的痰栓堵塞支气管。
- 慢性间质性肺病：常见气道的痰液分泌增多，管壁见黑色炭末样改变，部分此病可见气道小黄白色凸起物。

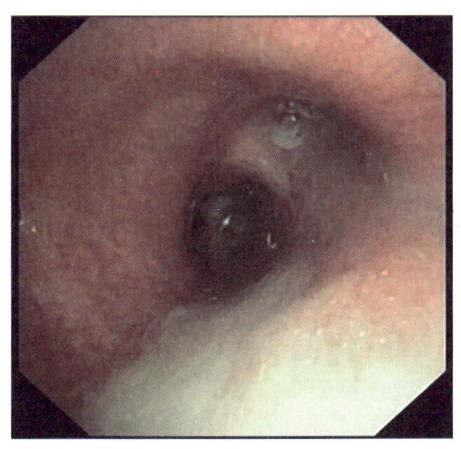 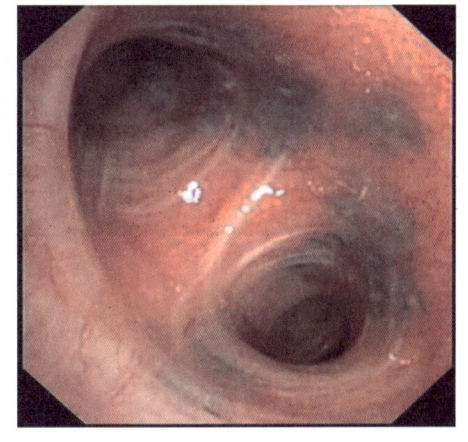

支气管扩张合并感染，支气管内见大量白痰　　慢性间质性肺病，支气管壁见炭末沉积

肺及支气管恶性肿瘤

气管或支气管内恶性肿瘤如果体积比较小，一般没有明显的症状，某些患

者可出现咯血或者咳嗽。内镜下可见气管或支气管腔内肿瘤凸起,形态可不规则,表面可见肿瘤颜色变红。如果肿瘤体积比较大,主要表现为气道受压迫的症状,一般可有明显的表现,如吞咽困难、胸闷、有哽咽感等。通过支气管镜检查可见气管内大块肿瘤,导致气道变狭窄,肿瘤表面可见红色血迹、痰液等物体。内镜下可取肿瘤组织送病理检查明确诊断,或者实施内镜下进一步治疗。

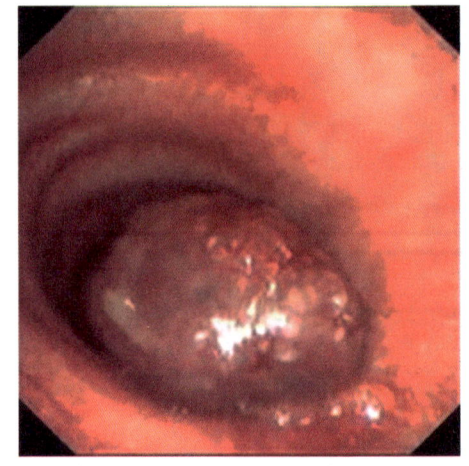

气管内新生物,导致气道变狭窄

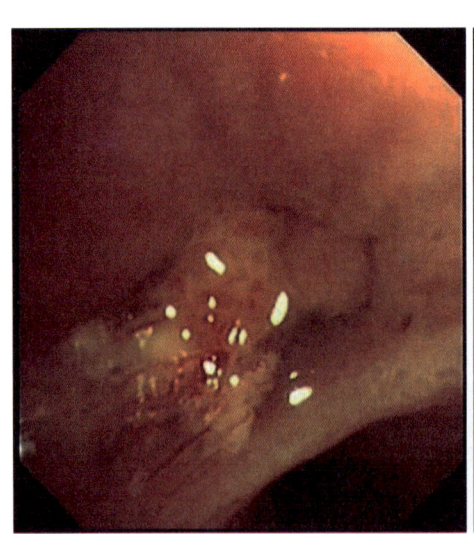 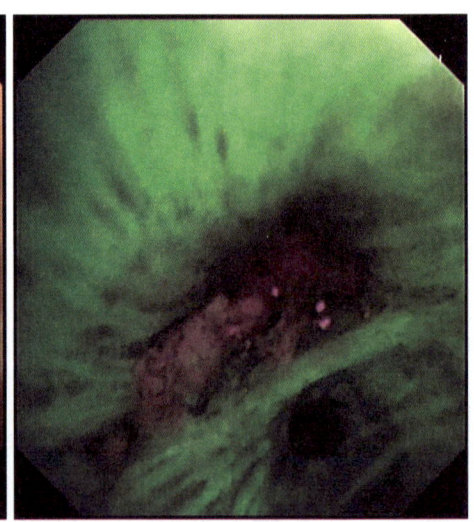

支气管腔内肿瘤,形态不规则,表面稍红,绿光下呈明显品红色

急性肺炎或支气管炎

急性肺炎或支气管炎的内镜下可见气管内大量的痰液蓄积。在急性感染时以黄痰为主,局部气道黏膜有充血变红,可同时用支气管镜进行痰液清理及远端肺泡灌洗。有些患者是由吸入外界异物导致的急性肺炎,这时用支气管镜可以取出深部的异物,并进行吸痰、冲洗等治疗,所以急性肺炎患者有必要做支气管镜检查。

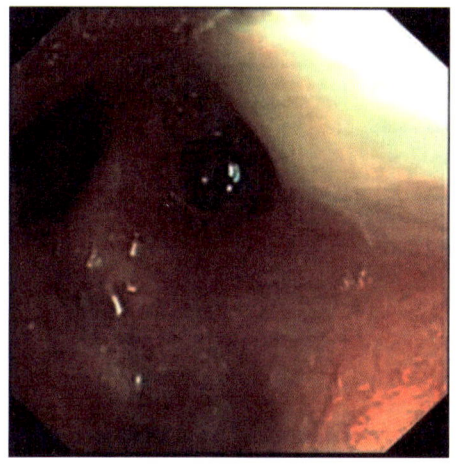
急性支气管炎，气道见痰液，黏膜充血变红

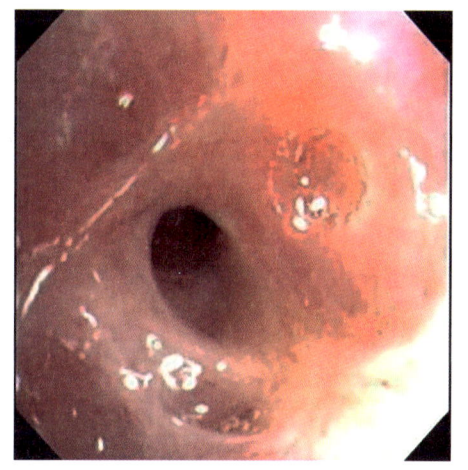
气管内结核导致管腔瘢痕样狭窄

肺及支气管结核

支气管镜下检查可见异常结果，通常为结核病变部位支气管黏膜充血、肿胀、溃疡、糜烂，出现大量白色坏死物，黏膜组织增生并导致管腔狭窄；部分结核会表现为气管软化，甚至塌陷、闭塞。

肺部职业病

长期吸入大量生产环境中的粉尘，会引起气管、支气管黏膜慢性炎症刺激。主要表现为大面积黏膜黑色素改变，痰液分泌增多，管腔变狭窄，甚至闭塞；部分患者可同时并发肿瘤或支气管结核。

肺部疾病在内镜下的表现多种多样，有部分镜下表现可类似，也有疾病特有的表现。虽然有些内镜下的表现比较触目惊心，但通过上述的介绍，相信大家对疾病带来的气管改变有了更为直观的感受，所以，如果出现了相关的症状，一定要及时就医，让医生及早诊断和治疗。

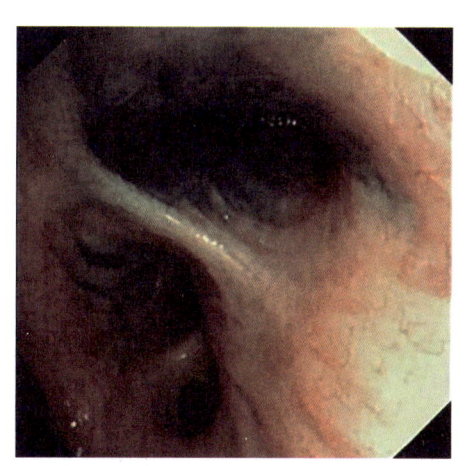
职业病肺，管腔见炭末沉积，部分管腔闭塞

33 肺里咳出的痰到底是什么

吴颖

很多人都会有这样的疑问：从肺里咳出来的痰到底是什么？是体内本来就有的东西，还是体外侵入的毒素？

痰是如何产生的

首先，让我们看看痰是如何产生的。

- 生理性痰：在我们的气管、支气管内壁上，覆盖着一层黏膜，主要由纤毛柱状上皮细胞和杯状细胞组成，在黏膜下层含较多的黏液腺和浆液腺。正常情况下，杯状细胞和腺体分泌少量黏液，覆盖在黏膜层表面，用于捕捉灰尘颗粒、细菌和其他吸入的碎片，再借助纤毛柱状上皮的纤毛摆动，依次地将它们排到气管及喉部，最后经过口腔来咳出，即为生理性痰。

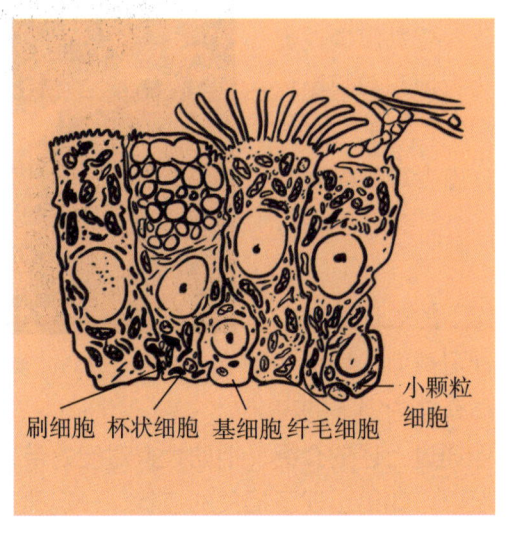

支气管黏膜上皮细胞结构显微镜下图

- 病理性痰：如果呼吸道感染，导致呼吸道黏膜充血、水肿，就会有大量的炎性细胞浸润，导致该部位的血管扩张，渗出也会明显增加。此时，杯状细胞和腺体增生肥大，大量分泌黏液，在细菌及其毒素的作用下，产生一些变性坏死的组织细胞，潴留在支气管内，并与黏液腺和浆液腺分泌物掺杂在一起，形成病理状态下的痰。咳嗽时，这些痰就会通过支气管、口腔排出体外。可以说，从肺里咳出来的痰是人体代谢产物和坏死细胞、细菌、毒素的混合体，也算是"体内毒素"吧。

各种各样的痰

痰作为我们人体内的分泌物，直接反映了身体呼吸系统的状况。不同痰的颜色也反映了身体各种不同的状况，甚至有的人会咳出很臭的痰。

- 白色痰液：如果咳出的痰是清澈透明的，或者是白色的，很有可能是由空气污染所造成的刺激，或者病毒的感染，例如一般感冒，或是比较轻微的气管炎。健康人体有的时候其实也会咳出少量的白痰。
- 黄色或绿色的脓痰：如果咳出的痰非常黏稠，量比较多，是黄色或绿色的脓痰，那就表明支气管或者肺有炎症。常见的病原体有化脓性细菌、真菌，例如葡萄球菌、链球菌、绿脓杆菌、曲霉菌等。
- 灰色或黑色的痰：如果咳出灰色或黑色的痰，很多都是铁屑、炭末或灰尘沉着所引起的。常见于职业病的患者，例如硅肺，或者纺织工人患的纤维肺等，常常这些患者都会定期检查胸部CT。
- 粉色的泡沫痰：如果咳出粉红色并带有气泡的痰，就应该警惕急性心衰引起的肺水肿。患者很有可能会同时出现呼吸窘迫、大汗淋漓。此时，切不

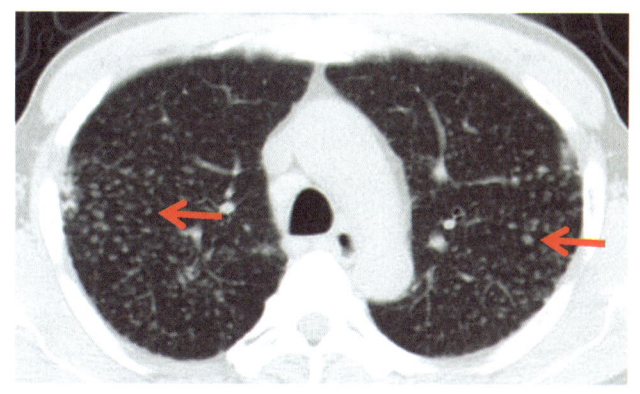

尘肺的CT影像，可见双肺多个像"绿豆"一样的结节（箭头所指）

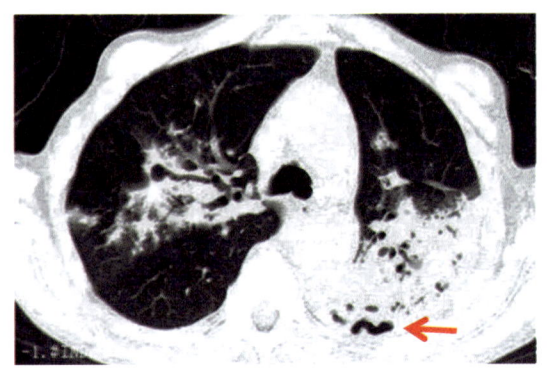

肺结核的 CT 影像,可见双肺白色的斑片阴影里面夹杂着空洞(箭头所指),像块奶酪

可拖延时间,应该立即送往医院进行诊治。

- 铁锈色样痰:如果咳出的是红褐色、锈色样的痰,则很有可能是肺炎球菌导致的肺炎。患者可伴有胸痛、发热等相关症状。
- 痰中带血或整口血痰:如果老人家出现痰中带血或整口血痰,要警惕肺癌,应该及时到医院就诊,通常需要进行胸部 CT 检查。年轻人出现整口血痰要注意排除肺结核,一般肺结核除了咳血痰,还会出现乏力、低热、盗汗、消瘦等症状,CT 可以看见斑片影和空洞。如果出现反复的大量咳血痰、黄色脓痰,则需要注意是否有支气管扩张,一定要及时就诊,不能耽误病情。
- 咳出的痰液带有臭味:如果咳出的痰液很臭,自己都受不了,那要注意了,往往提示厌氧菌感染,多半提示患有肺脓肿,需要进行胸部 CT 检查,并到医院接受抗生素治疗。
- 咳出的痰液带有食物残渣:如果出现饮食呛咳,咳出的痰液经常有食物残渣,如米粒、菜叶、肉泥等,那要小心了,这种情况提示消化道和呼吸道可能"互通"了,形成了瘘口,这时需要到医院进行支气管镜和胃镜检查,进一步明确病因。

通过上述的介绍,相信大家对咳出的痰液有了一定的认识。当您遇到上述情况的时候,就心里有数了,不用过度担心。

34 支气管镜在肺癌快速诊疗中的作用

王海

肺癌快速诊疗,在国内一些医院可以做到4~5天内完成,堪称肺癌诊疗的"中国速度",大大提高了肺癌的诊疗水平。能实现如此快速运转的模式的基础是勤奋的医务人员和快速的诊疗效率。其中,肿瘤组织的标本采集是重要的一个步骤,需要一定的技术策略。特别是气管内、气管旁病灶,肺外周或支气管周围肿大的淋巴结,需要支气管镜的及时参与。

对于气管或支气管内的病灶

对于气管或支气管内的病灶,完善常规支气管镜检查,可直接钳取部分活体肿瘤组织做病理活检,必要时可进一步做基因检测及免疫检测。活检的同时可完成刷检、肺泡灌洗检查以获取细胞学病理。几种常规检查操作相结合,可明显提高诊断效率,准确率可超过90%。

对于一些肿瘤组织已经堵塞或部分堵塞气管、支气管的,甚至影响正常呼吸及生活的,可根据实际情况选择行腔内治疗。具体的治疗技术有很多,例如高频电技术、氩气刀技术、激光技术、球囊扩张、支架置入、光动力技术等。具体可根据实际需要来灵活使用,但最终目的是打通气道、保证呼吸通畅!

对于气管旁病灶或明显肿大的淋巴结

对于气管旁病灶或明显肿大的淋巴结,可考虑行超声支气管镜检查。此技术是将微型超声探头与普通电子支气管镜结合一体,在气管、支气管管腔内实时超声扫描,了解气管、支气管管壁层次的组织学特征及周围邻近脏器的超声图像,从而提高诊断水平的新技术。对于气管旁的病灶及肿大淋巴结

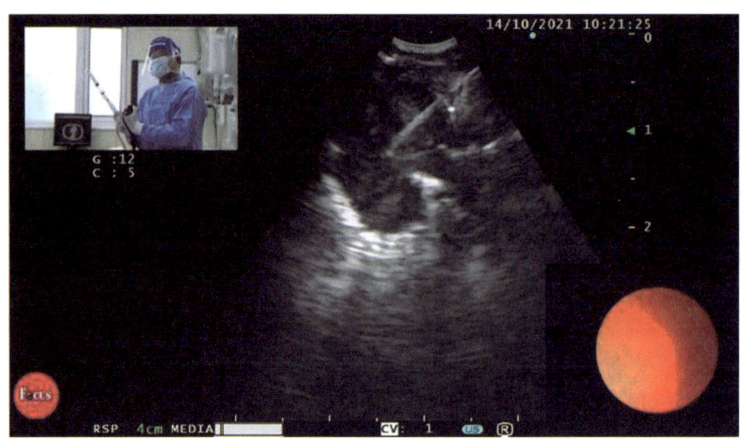

超声支气管镜检查，对淋巴结或气管旁病灶穿刺诊断

进行穿刺取病理，以便做疾病诊断及肺癌的分期，还可便于留取组织做后续相关基因检测。此技术的诊断准确率也非常高，可达95%左右，与传统纵隔镜或胸腔镜活检相比更加微创，简便易行，患者更易于接受。

对于肺外周型病灶

对于性质明确的肺外周型病灶，可以通过环扫超声内镜引导下的活检来完成。该技术主要利用环扫超声对外周型病灶进行精准定位，然后实施活检、刷检、灌洗等检查，目前已广泛运用于临床工作。

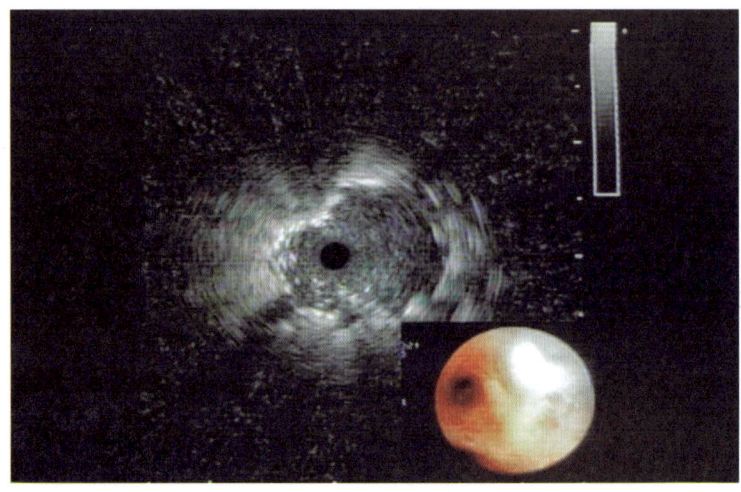

环扫超声支气管镜检查，对肺内病灶取样明确诊断

对于外周小病灶或结节的诊断，可考虑使用导航支气管镜检查或机器人支气管镜检查，该类技术几乎可以实现所有部位的取材，目前也逐渐投入到临床工作中。支气管镜导航技术包含了电磁导航支气管镜和虚拟导航支气管镜。

• 电磁导航支气管镜以电磁定位技术为基础，结合计算机虚拟支气管镜与高分辨螺旋 CT 特点，是一种经支气管镜诊断的新技术。其优点在于既可准确到达常规支气管镜无法到达的肺外周病灶，或准确进行纵隔淋巴结定位，又可获取病变组织进行病理检查。

• 虚拟导航支气管镜可以显示到达外围病变的支气管路径的虚拟图像，我们可以根据它规划的路线，顺利找到目标部位，进行相关操作，如活检、刷检或灌洗，以获取阳性标本，提升工作效率及结果的准确性。

肺部病灶的取材技术很多，有些需要支气管镜完成，有些还可应用其他技术操作实现取材。完成标本采集后，便可明确具体病灶性质，然后确定最终治疗方案。

快速完成支气管镜相关检查，已成为肺癌诊疗模式中明确诊断及改善呼吸症状的必备技能之一。高效、合理运用支气管镜相关技术是实现肺癌诊疗"中国速度"的重要支撑。

35 肺结核与支气管镜的前世今生

吴颖

接下来讲一讲肺结核与支气管镜之间的故事，从它们的"前世"初遇，到"今生"的重逢。准备好了吗？咱们这就穿越时空，开启这段医学界的传奇之旅！

"前世"初遇：结核病的漫长斗争

先说说肺结核这位"主角"，它可是历史舞台上的"老演员"了。早在古代，人们就饱受结核病的困扰，那时它被称为"痨病"，被视为不治之症，夺去了无数人的生命。直到 19 世纪末，科学家们才发现了结核杆菌这位"幕后黑手"，揭开了肺结核的神秘面纱。自此，人类开始与结核病展开了一场持久的科学战役。

与此同时，"配角"支气管镜也在悄悄成长。早期的支气管镜非常原始，操作起来既痛苦又危险，难以广泛应用。但随着科技的进步，尤其是在 20 世纪中叶以后纤维支气管镜的出现，犹如给医生们配备了一双能深入肺部探查的眼睛，医生能够更清晰地观察支气管内部，极大地推动了肺结核的诊断效能。然而，由于当时科技不够发达，支气管镜被设计出来仅仅只能用于观察，对肺结核的诊断还是有缺陷的。

"今生"重逢：精准诊断与指导个性化治疗

诊断的"火眼金睛"

当肺结核遇到先进的支气管镜，就如同老鼠遇到了猫，无所遁形。肺结核在现代先进的支气管镜下，诊断的准确性较以前得到了极大提高。为什么这么说呢?

得了肺结核,医生有时候会建议做支气管镜检查,可能您会想:"我都已经查出肺结核了,为什么还要受这个检查的'罪'呢?"其实,这背后是有医生们的良苦用心和充分理由的。下面,我就给您分析分析,为什么得了肺结核,有时候还真得做支气管镜检查。

1. 拿到"铁证":寻找病原菌

首先,虽然通过咳嗽咳出的痰液可以检测结核杆菌,这也是诊断肺结核的一个重要方法,但有时候痰液中的结核杆菌并不那么好找。它们可能藏得特别深,常规的痰涂片或者痰培养查不出来。这时候,支气管镜就像个"侦察兵",可以直接深入您的气道内部,通过灌洗技术把可能藏有结核杆菌的分泌物冲洗出来,再进行实验室检测。这样,就大大提高了找到"元凶"——结核杆菌的可能性,拿到确诊肺结核的"铁证"。

2. 看清"现场":识别特殊病变

肺结核可不只是简单的感染,它会引起各种复杂的肺部病变,例如支气管内膜结核、纵隔淋巴结结核等,甚至可能出现支气管狭窄、肉芽肿、溃疡这些情况。普通的CT或者胸片可能看不太清楚这些细微的变化。支气管镜就像一台微型摄像机,可以直接进入您的气道,让医生亲眼看到这些病变的模样。肉眼可见的糜烂、干酪样坏死、淋巴结肿大等特征,都是肺结核的"指纹",有助于医生准确判断病情。

3. 辨别"真假李逵":区分肺结核与肺癌

肺结核和肺癌有时挺像一对双胞胎,它们的一些症状、影像学表现让人

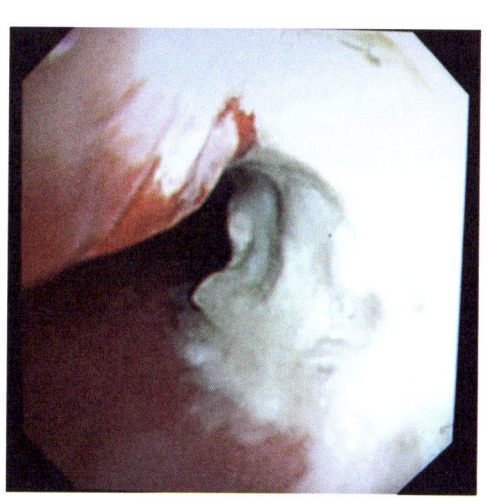

支气管镜下的支气管干酪样坏死

难以分辨。要是光凭现有的检查结果，医生拿不准到底是结核还是肿瘤，那就麻烦了，因为两者的治疗方案可是天差地别。支气管镜这时就能派上大用场，通过取活检组织进行病理分析，就能明确区分两者，避免误诊、误治。

4. 评估"战况"：指导治疗与监测疗效

做了支气管镜，不仅能诊断结核，还能帮助医生评估您的气道状况，看看是否有支气管狭窄影响通气，或者有无支气管内膜结核导致的局部问题。这些信息对于制订个性化的治疗方案至关重要。例如，如果有严重的狭窄，可能需要同时进行介入治疗来改善通气。此外，治疗过程中或治疗后复查支气管镜，还能直观地看到病变是否好转，帮助医生判断治疗效果如何，以及是否需要调整治疗方案。

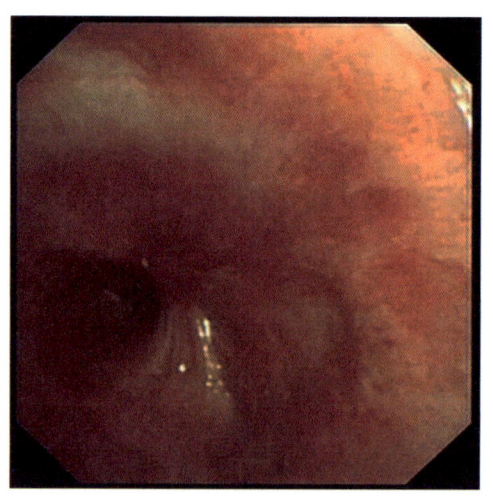

支气管镜下显示气管狭窄

总而言之，做支气管镜检查对于肺结核患者来说，就像是一次深入敌后的"侦查行动"，既能抓到潜藏的"敌人"（结核杆菌），又能看清战场全貌（病变情况），还能防止误判（区分结核与肺癌），最后还能评估战斗成果（指导治疗与监测疗效）。虽然检查过程可能不太舒服，但考虑到它对精准诊断和有效治疗的巨大价值，这一步还真是不可或缺的。所以，如果医生建议您做支气管镜，那多半是对您病情的全面把控有着重要考量，咱还是好好配合，一起打赢这场"肺结核之战"吧！

36 支气管镜也可以治疗慢性气道疾病

顾晔

在日常生活中，有很多慢性气道疾病患者，他们饱受呼吸不畅之苦。常见的有慢性支气管炎、肺气肿、肺大疱、哮喘等；严重的会导致肺功能持续下降，最终发展成慢性阻塞性肺疾病（简称慢阻肺）。目前，全国有超过一亿的慢阻肺患者。究其病因，大部分哮喘患者是由过敏引起的，而其他慢性气道疾病的发生则与吸入粉尘和有害气体密切相关。所以，我们一直提倡戒烟，拒绝二手烟、三手烟。得了慢阻肺后，肺泡就像海绵失去了弹性，废气存积在里面，难以排出。而且，这种改变是很难逆转的，因此严重的患者会丧失劳动力，甚至必须依靠换肺手术来继续生存。我们治疗慢性气道疾病的目的就在于减缓它的恶化，保护现有肺功能，提高生活质量。以往，药物控制是最好的方法，但是随着患者年龄的增大，肺功能持续下降，导致一部分患者药物治疗收效甚微。因此，呼吸病学专家们一直在探索另外一种方法来治疗这一类疾病。

支气管镜检查的微创性、便捷性在近年来备受关注，作为胸部疾病诊断和治疗的必要工具，也逐渐被广大老百姓所认识。它不需要做切口，通过人体自然的腔道进行操作，术后患者恢复快，具有高效、安全的特点。国内外的研发团队不断在寻求通过内镜作为载具来治疗呼吸道慢性病的方法，终于在近几年获得突破，并已在国内临床开始应用。

支气管热成形术

支气管热成形术是治疗哮喘的一种全新手段。支气管热成形系统的形状像一个小型金属打蛋器，插入到支气管内，对小气道平滑肌进行消融，目的是减少哮喘导致的平滑肌增生，缓解气管阻塞引起的憋喘、呼吸困难等症状。这项技术在国内已经开展了5年以上，特别是对于长期药物治疗下仍持续有哮喘发作的患者有较好的效果。支气管热成形术作为药物治疗的替代疗法已经为许多患者减轻了痛苦。

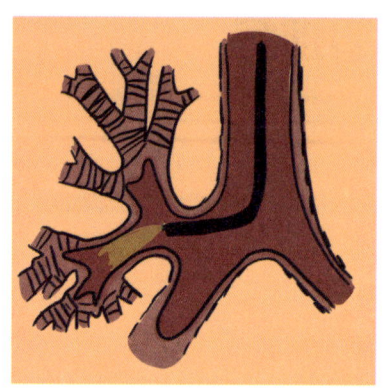

支气管热成形术示意图

单向活瓣技术

单向活瓣技术是用来治疗肺气肿、肺大疱的新方法。手术中，医生会将几个1厘米大小的金属支架塞入有肺气肿部位的支气管。这个金属塞内部装有一个单向阀门，当呼气的时候，阀门打开，气体可以跑出来；当吸气的时候，阀门关闭，气体就进不去了。久而久之，气肿的肺就能缩小，甚至陷闭，那么患者的症状也能得到相应的改善，生活质量也就提高了。

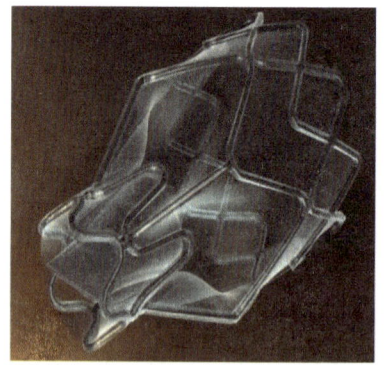

支气管单向活瓣

类似这样的新技术还有很多，像靶向去神经术、弹簧钢圈术、热蒸汽术、支气管流变成形术、支气管喷雾冷冻术等，其目的均为在结构上改变病变区域，缓解患者气喘症状，减少就医次数。而且，近年来，国内外越来越多的专家和医疗器械企业将目光聚焦在慢性气道疾病的内镜治疗上。我们相信，在不久的将来，将会诞生更多更高效、更安全的技术来治疗慢性气道疾病。同时，更多的患者会从中受益，甚至治愈多年的顽疾。

37 肺部感染也需要做支气管镜吗

王海

老张出现发热、咳嗽、咳黄痰后，自己去地段医院开了几天消炎药和止咳化痰药，但是效果不明显，仍反复有上述症状。家里人不放心，带他来医院看病，做了几个检查后，医生给他诊断"肺部感染"，并把他收进来住院治疗了。主治医生查房时，跟老张谈了一下后续做支气管镜检查的事。老张有点不明白：①之前只是和我说就是肺部感染，大概就是肺炎的意思，这个需要做支气管镜吗？②我周围很多邻居朋友都得了肺炎，也就吃吃药、吊几天水就好了，我怎么还要做支气管镜啊？

为什么肺部感染患者要做支气管镜检查

很多患者可能不太清楚，"肺部感染"只是一个宽泛的概念，具体感染的

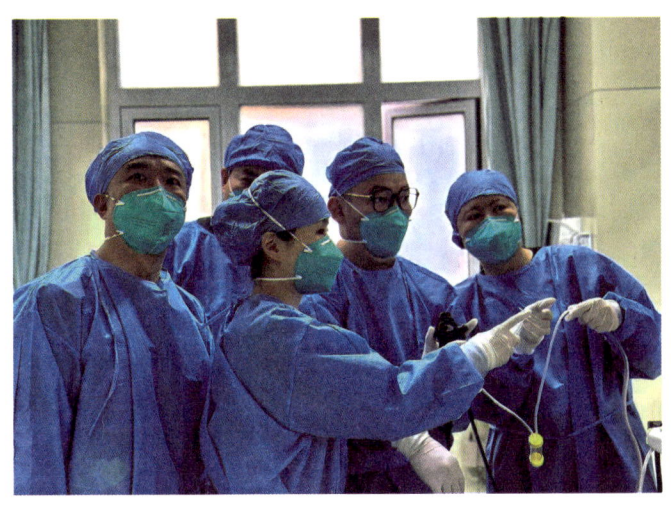

支气管镜下肺泡灌洗检查

病原体类型有很多，包括细菌、真菌、支原体等，医生需要找到患者肺部感染的具体病原体。部分患者需要将肺泡灌洗液送多个检测平台，才能明确诊断，并做进一步针对性用药。

大部分人之前存在发热、咳嗽、咳黄痰等症状，有部分患者症状不太重，自行服了几天消炎药、止咳化痰药就能好转。但并不是所有人都是这样的，一部分患者症状并没有明显好转，这更提示我们需要明确具体病因，需要及时完善支气管镜检查，以便精准诊治。

支气管镜检查的诊疗流程

在做支气管镜检查明确具体病因时，一般包含有哪些技术？是怎么样的一个诊疗流程呢？

医生给患者安排支气管镜检查，需要根据 CT 提示的病灶部位行进一步检测，包括：对目标肺叶或段行生理盐水灌洗，细胞刷行刷检，必要时需要行黏膜活检等。然后，把收集的标本送检验科、病理科等做进一步检测，一般 3~5 个工作日就能出结果。

支气管镜检查一次，不仅只是进去看看、取些标本，还有其他一些功能。对于抽烟史长达几十年的患者，可能有慢性支气管炎，肺功能不是太好，每天都咳很多黄痰，晚上睡觉也不太好。做支气管镜检查，同时可以将患者支气管里面积蓄的痰液吸出来，减轻一些咳嗽、咳痰症状。尤其是重症肺炎的

检验报告				
项目名称	检验结果	单位	参考值	趋势
Xpert结核分枝杆菌 (JHFZGJ)	检出，极低		未检出	
Xpert利福平耐药基因 (LFPNYGY)	未检出		未检出	

5、检出结核分枝杆菌复合群列表

种复合群			种		
中文名	拉丁文名	检出序列数[b]	中文名	拉丁文名	检出序列数[b]
结核分枝杆菌复合群	Mycobacterium tuberculosis complex	37	-	-	-

支气管镜下肺泡灌洗液送结核 Xpert 检验、二代基因测序

治疗过程中，经支气管镜清理气道分泌物非常重要。另外，做支气管镜过程中，可同时向气管里注射一些消炎、化痰等药物，达到治疗效果。

后疫情时代，普通流感病毒、甲型流感病毒、乙型流感病毒、支原体等病原体再次掀起感染势头，导致肺部感染，甚至可能发展为重症肺炎。尽快明确病原体种类是肺部感染精准治疗的必要前提。支气管镜检查在肺部炎症性疾病的诊治中具有非常重要的作用，联合实验室检测手段可快速协助诊断，从而加快疾病愈合。希望各位患者能理解、正确认识，积极做好配合。

38 气道里有异物怎么办

杨莉

您有没有经历过这样的事情，正在品尝美食的时候，一阵突如其来的咳嗽打破了原本轻松愉悦的节奏。在日常生活中，这种情况并不少见，尤其是品尝刺激性食物时更易出现，这是食物呛入气道后刺激气道引起的反射性咳嗽。对于我们来说，咳嗽是一种保护，大部分的异物都可以被咳出气道。

但是，大千世界，无奇不有，各式各样的异物都可能被呛入气道。曾经有个年轻小伙子，醉酒后吃螃蟹，把蟹腿呛入气道，并且剧烈的咳嗽都无法将其咳出。还有一部分患者，可能很多年前不小心把食物或其他异物呛进了气道，由于没有堵塞大气道，并不明显妨碍通气，以为已经通过咳嗽排出，所以没有在意，也没就诊，但是后来反反复复的咳嗽及肺部感染的情况出现，持续了好多年，最后就诊时才发现，原来呛进气道的东西一直安安静静地待在体内，引起了后面的长期咳嗽、反复肺部感染、阻塞性肺不张等一系列问题。更严重的时候，把食物或其他异物呛入气道，甚至可能会造成窒息，有致死性风险。

气道异物常见于儿童

气管、支气管异物最常见于儿童，尤其是婴幼儿。其原因主要是：小儿牙齿发育不完善，咀嚼功能差，不能嚼碎较硬食品；加之喉的防御反射功能差，保护作用不健全；而且，小儿活泼好动，缺乏安全意识。有部分成年人的气道异物其实是在儿童时期掉入气道内，一直未就诊造成的。长期的异物刺激，会造成局部肉芽增生，包裹住异物，久而久之，增加了取出的难度，更有甚者需要通过手术切除肺组织来取出异物。

异物进气道，该怎么办

当食物或其他异物呛进气道时，应该如何采取正确的方法来处理呢？

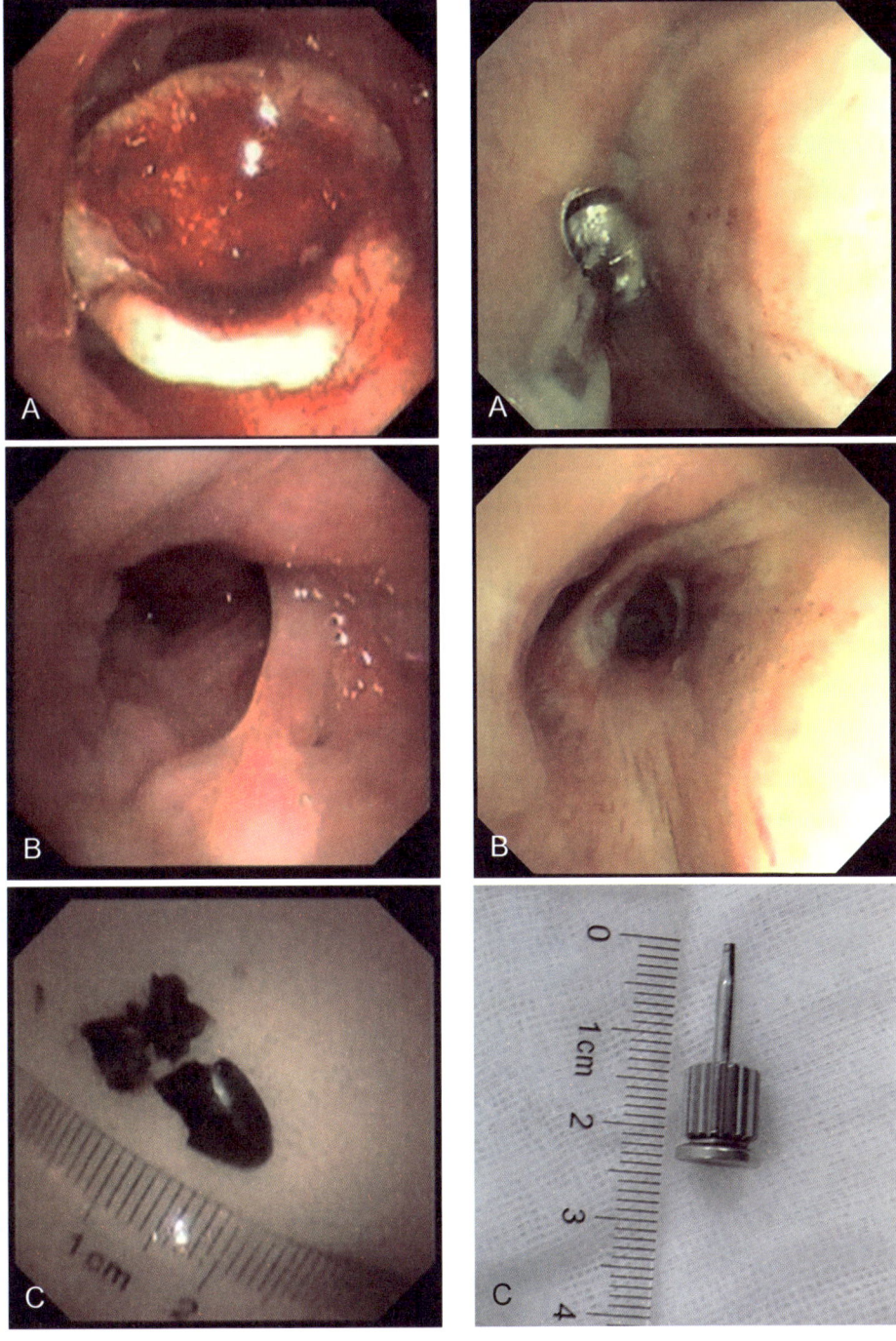

支气管异物之辣椒尖。A.辣椒尖嵌顿于右下叶后基底段支气管内。B.异物取出后,管腔恢复通畅。C.取出的辣椒尖

支气管异物之牙科工具。A.牙科工具嵌顿于右中间支气管内。B.异物取出后,管腔恢复通畅。C.取出的牙科工具

- 先尝试能否自行把呛进去的东西咳出来。如果可以咳嗽，也可以发声说话，那就说明气道没有被完全堵塞。
- 对于无法通过咳嗽把异物排出的患者，可以采取海姆立克法进行急救。与此同时，马上请身边的人或自行拨打紧急电话120，向专业医疗机构寻求帮助。

支气管镜是如何取出异物的

支气管镜下异物取出是安全、高效的方法。患者痛苦小、恢复快，效果立竿见影。

通过支气管镜检查，我们可以明确异物的性质、大小、嵌顿位置，以及与周边的关系，选择合适的方法，如异物钳、异物网篮、异物球囊、冷冻探针低温产生的黏附力等多种手段，在支气管镜直视下将异物取出。如果异物嵌顿已经很长时间了，异物被肉芽包裹了，我们还可以选择支气管镜下高频电、激光等方式，把肉芽局部消融后，再将异物取出。

取出异物后，我们还可以通过支气管镜观察是否有出血、异物残留等，并进行气道内炎性分泌物的清理。

防患于未然

比起治疗，更为重要的是要预防。我们要尽量避免气管、支气管异物的发生。

- 儿童：当小孩口中含有食物的时候，不要引逗他们哭笑、说话或惊吓，以防将食物吸入气管。把孩子容易误吸的小物品放在他们拿不到的地方。不要把瓜子、花生米一类的食物给3岁以下小儿。
- 成年人：成年人在吃饭的时候，尽量避免大声说话及谈笑，尤其是把酒言欢后，更易出现食物呛入气道的情况。古人云："食不言，寝不语。"不得不说是真理。
- 特殊群体：在特殊人群的照顾中更要留意，如全麻或昏迷患者。行气管插管前要及时取下假牙，保护好松动的牙齿，及时清理呕吐物等。

总之，异物呛入气道不要慌，自救的同时及时就医。支气管镜检查很重要，效果立竿见影，实用性强，可为气管、支气管异物的患者保驾护航。

支气管里长了石头怎么办

杨莉

听说过肾结石、胆结石、膀胱结石,那您听说过支气管结石吗?是的,您没有看错,结石也可以长在支气管里。

什么是支气管结石

支气管结石的医学定义是:位于支气管腔内或侵蚀入支气管腔内的钙化团块。通俗地讲,就是含有钙成分的东西不知道何种原因出现在支气管里,然后扰乱了正常的呼吸。

支气管结石曾被认为是一种少见病,这是因为支气管结石的临床表现多种多样,却没有特别典型的症状。患者可以无明显临床表现;可以表现反复

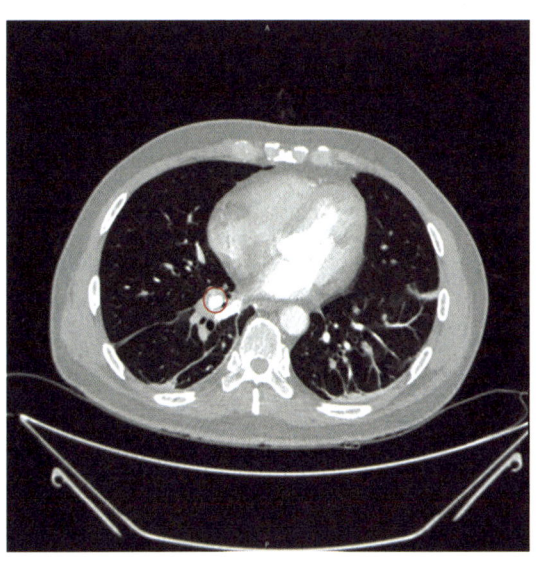

右下叶支气管内结石(红圈内所示)

出现的轻微咳嗽、咳脓痰、咯血、呼吸困难等；可以伴有胸痛；合并感染时常出现发热、畏寒等。所以很难判断！

仅有少数患者表现为咳出石头，因而易被确诊，其他临床表现的患者要依赖于检查来进一步诊断。近年来，随着高分辨率CT、支气管镜等诊疗技术不断发展，以及临床医生诊断水平提高，支气管结石的发现率及诊断率有了提高。胸部CT检查联合支气管镜检查是目前临床诊断支气管结石的最重要的手段，两者结合有助于判断支气管结石位置，并为治疗方式的选择提供参考。

支气管结石的类型

支气管结石主要分为三种类型：①腔内型（老实待在气管腔内的）；②透壁型（想"越狱"到腔外看看的）；③腔外型（成功"越狱"出去的）。

支气管结石如何治疗

如果确诊为支气管结石了，该如何治疗呢？难道要因为一个石头而做个手术，还要切掉肺？莫担心，支气管结石的治疗方案要依据结石的大小、位置，以及与支气管壁的关系等多种因素而定。

- 如果结石较小、完全位于支气管腔内，则可以不用治疗。部分患者可通过咳嗽，不经意间咳出结石。
- 如果结石较大，但是幸运的是结石完全在支气管腔内，甚至还能在腔内"游走"的结石，则可采用支气管镜直接取石，通过硬质支气管镜钳夹是不错

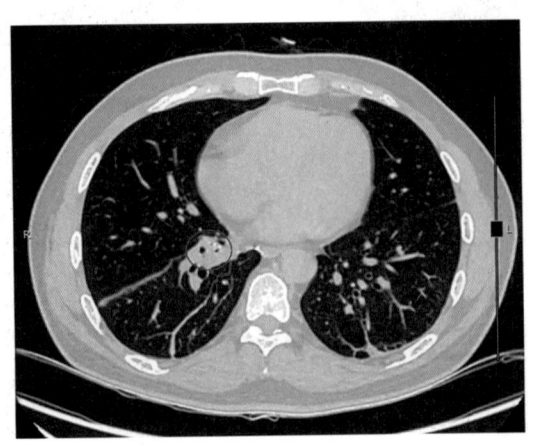

经支气管镜下治疗后，右下叶管腔恢复通畅（红圈内所示）

的选择。如果镜下看不清是不是活动的结石，医生可通过经支气管镜注水的办法判断结石的活动情况。

• 如果结石很大，或者与支气管壁牢牢粘连，难以取出，可以选用气管镜联合激光的方式，进行"碎大石"。

由于多数支气管结石是缓慢形成的，病程较长，与支气管壁粘连严重而不能完全分离，或为透壁型或腔外型结石，或与大血管及其分支关系紧密，这个时候采用支气管镜取石需谨慎，建议采用外科手术的方式进行治疗。

部分支气管结石患者由于基础疾病较重或高龄等因素，不能耐受支气管镜或外科手术治疗，因此只能选择保守治疗。

对于有的支气管结石不必过于焦虑，大多数支气管结石的患者可治愈，预后好。但是少数患者会因自发大咯血或治疗过程中出现大咯血而危及生命。

定期体检，身体不适时要及时就诊。不能因为仅有咳嗽症状就当成"老慢支"，自己在家口服"咳嗽药水"了事，以免贻误治疗时机。

40 气道狭窄怎么办

王海

"通则不痛，痛则不通"是句中医俗语，意思是：如果气血畅通就不会疼痛，如果疼痛就说明气血不通。气道狭窄就属于此类疾病，指本来正常的呼吸气道（气管、支气管）因各种疾病导致管腔缩小、不通畅，患者表现出咳嗽、胸闷、呼吸困难、喘鸣等呼吸道不通的症状。

通过支气管镜检查可以评估气管狭窄的情况，可根据狭窄形成的具体部位、狭窄的不同程度，选择不同的治疗方法。支气管镜介入治疗技术近些年发展迅猛，凭借其起效快、疗效确切、可以重复、性能好的优点，已经成为治疗气道狭窄的重要武器。

肿瘤性气道狭窄

对于较为常见的肿瘤性气道狭窄，行支气管镜下治疗属于姑息治疗，目的在于维持呼吸通畅、提高生活质量。治疗原则就是打通气道。治疗过程中，尽量将堵塞气道的肿瘤给清理掉，以保证远端气管的可视。所用的技术也颇为广泛，选择性较多，一般有钳夹取出、高频电、氩气刀、光动力疗法、激光、冷冻取出等技术。

• 支气管镜＋钳夹：对于气管内质地相对较松软的肿瘤，可考虑行支气管镜及钳夹，逐渐将气道清理干净，尽量恢复至正常。

• 支气管镜＋高频电、氩气刀：对于肿瘤质地稍硬、表面明显有血管分布，可考虑行高频电、氩气刀治疗。高频电是一种通过高频电流作用于肿瘤组织，使其快速焦化并脱落的技术。氩气刀则应用氩气以非接触性方式引起局部高温，焦化组织并逐渐脱落，在治疗肿瘤组织的同时兼顾止血的目的。

• 支气管镜＋光动力疗法：光动力疗法是一种光激发的化学疗法，在体内注射光敏剂，并用内镜行局部光照激活光敏剂，通过一系列的反应，使肿瘤

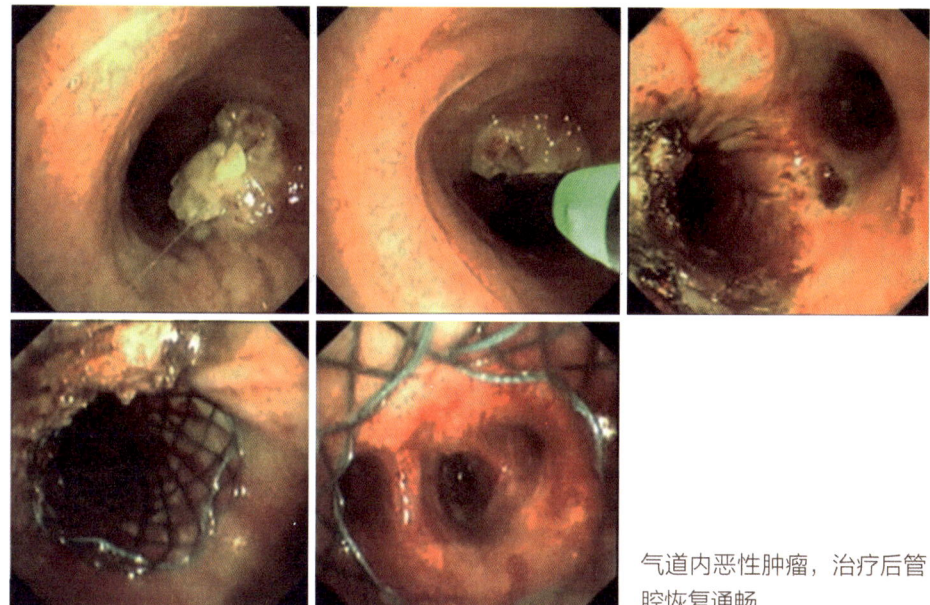

气道内恶性肿瘤，治疗后管腔恢复通畅

组织开始死亡并脱落。

• 支气管镜＋激光：激光治疗是应用先进的激光技术对局部肿瘤进行清理的方法。

• 支气管镜＋冷冻取出：通过冷冻取出肿瘤组织，可以达到治疗目的。

• 支气管镜＋气管支架：从肿瘤形态上来做治疗选择，对于肿瘤由外而内的挤压所形成的狭窄，或狭窄相对严重的，可直接考虑放置气管/支气管支架，以助扩张并维持气道通畅。对于部分气管里肿瘤侵犯范围较大且引起狭窄的病例，可考虑局部消融联合支架等治疗，让气道恢复一定的通气功能。

良性病引起的气道狭窄

除了上述恶性病引起的狭窄，还有良性病引起的气道狭窄。具体的病因比较多，一般有结核、外伤、手术、异物、气管畸形等，在我国最常见的病因便是结核。

良性病引起的气道狭窄分型比较多，做支气管镜检查可协助明确狭窄的病情轻重，确定后续治疗方案，帮助患者恢复正常呼吸。

根据具体情况，支气管镜下治疗上述狭窄类型也有一定差异。

• 对于因结核形成的瘢痕狭窄，可选择在狭窄严重处行高频电刀切开瘢

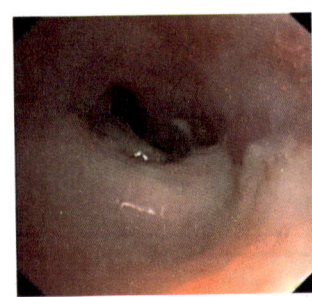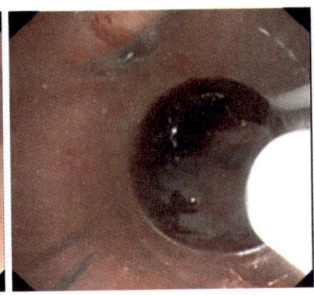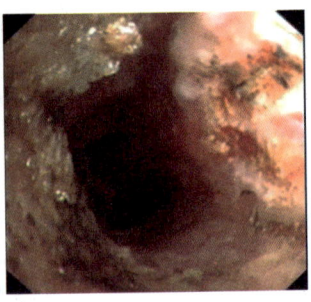

气道良性狭窄，治疗后管腔较之前增大、通畅

痕、球囊扩张反复进行治疗，术后一般效果较好，管腔可明显较之前更通畅，远端痰液可顺利排出。

- 对于黏膜出现溃疡且坏死的，可选择冷冻治疗联合球囊扩张技术进行定期反复治疗，可一定程度维持气管通畅。
- 对于气管壁出现软化甚至塌陷病例，可考虑行支架置入以协助维持呼吸道塑形。

其他因素引起的气道狭窄

除了结核引起的狭窄以外，还有气管插管、手术后、异物、畸形等病因，及时的内镜介入治疗作用非常明显。

在配合其他治疗的同时，对狭窄处行多种技术相结合的治疗，可有效扩张支气管，改善症状。若狭窄较严重，且管壁塌陷，必要时可考虑支架置入，以帮助气管塑形，维持呼吸通畅。对于异物性狭窄，可直接通过内镜下取出异物达到解决狭窄的效果。

相较而言，良性气道狭窄的治疗难度较恶性要大，涉及的技术难度也较大，预后也存在变化。

所有的打通气道技术都有一定的风险。出血、感染、瘘形成，是相对需要警惕并预防的并发症。主诊医生一般都会在术前告知患者或家属，签署同意书后方可开展内镜治疗。

打通气道是支气管镜下特有的技能，快速打通气道可显著改善患者症状，维持血氧饱和度正常。支气管镜下气道的腔内治疗，可根据引起狭窄的不同病因而选择不同的治疗方案，目前已成为治疗呼吸系统疾病或部分危重症疾病的关键技术。

41 肺内漏气怎么办

杨莉

王大爷体检发现早期肺癌，故接受了肺叶切除。王大爷术后1周恢复很好，很开心地出院了。可惜好景不长，1个月后王大爷又开始出现咳嗽，胸闷，吃不下饭，走不动路，身体日渐消瘦。他很担心是不是肿瘤没切干净或复发了，匆忙赶到医院，医生立即给他做了胸腔闭式引流术。医生告诉他，这是肺叶切除后的并发症——支气管胸膜瘘。看着胸膜腔引流瓶中不断冒出的水泡，王大爷犯愁了，肺里不停往外"漏气"可怎么办？

什么是支气管胸膜瘘

支气管胸膜瘘，指各种原因引起气管、隆突、主支气管、中间支气管、段支气管、细支气管或者肺泡管等各级气管分支与胸膜腔异常交通。可表现

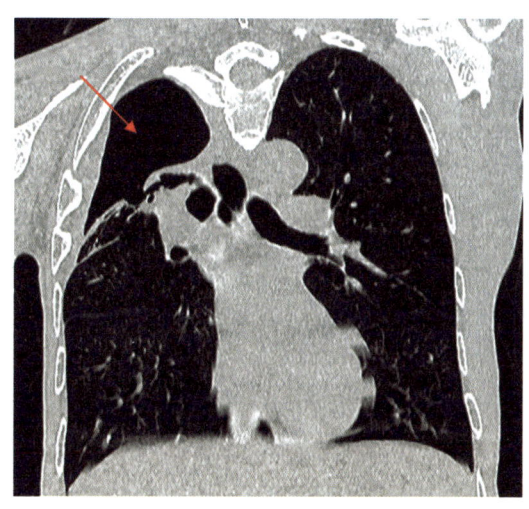

右上叶支气管胸膜瘘，箭头所指为气体通过瘘口进入胸腔内造成的空腔

为各级气管与胸腔之间的持续漏气，结局为长时间的气胸，甚至发生化脓。

肺切除术仍然是目前支气管胸膜瘘的主要原因。据报道，全肺切除术后的发生率为4.5%~20%，而肺叶切除术后的发生率为0.5%~1%。

瘘口位于段或以上支气管为中央型支气管瘘，位于段以下支气管为外周型支气管瘘。病因多为术后支气管残端瘘或术后肺组织缝合处瘘等；难治性气胸、肺脓肿及肺结核、肺大疱等所造成的瘘也属于此类，常为外周型。

治疗支气管胸膜瘘有哪些方法

支气管胸膜瘘的治疗方法主要包括：保守治疗、手术治疗和支气管镜介入治疗。需根据患者的具体情况及术前多学科讨论，进而制订个体化治疗方案。

- 保守治疗：主要包括针对病因及诱因治疗、胸腔闭式引流术、抗感染以及营养支持等。如果患者发现不及时，反复感染，一般情况差，则保守治疗效果不好且花费巨大，生活质量差，自然愈合概率极小。

- 手术治疗：主要方法包括残端关闭、带血管蒂的软组织瓣覆盖支气管残端、肺切除、外科胸腔镜治疗、胸廓改形术等。但是患者往往接受二次外科手术的意愿不高，且大部分支气管胸膜瘘的患者一般情况均较差，无法耐受外科手术治疗。

- 支气管镜介入治疗：支气管镜介入治疗支气管胸膜瘘有很多优势——支气管镜柔软、操作灵活、可视范围大、确诊率高，可以在患者清醒状态下进行操作，易观察病情变化，损伤小，操作时间短，安全。

支气管镜如何助力治疗支气管胸膜瘘

支气管镜下介入治疗支气管胸膜瘘主要方法包括封堵剂及封堵器两类。根据瘘口的大小不同，有不同的封堵技术。比如，瘘口很小时，可以考虑通过氩气等离子凝固术（APC）烧灼瘘口处的黏膜，刺激肉芽增生，从而促进瘘口闭合。在支气管黏膜下注入硬化剂，使瘘口处的黏膜肿胀、硬化，从而达到封闭瘘口的效果。在瘘口处放置硅胶塞、封堵器或者支气管单向活瓣，也是安全有效的瘘口封堵方式。

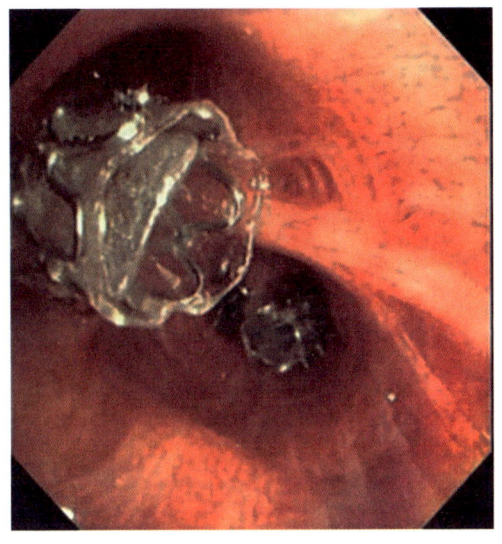

支气管活瓣封堵瘘口所在的支气管腔开口

　　支气管镜介入治疗，安全、微创、高效，并且可以多次治疗。大部分支气管胸膜瘘的患者可以通过镜下介入治疗达到治愈的效果，避免了再次外科手术，且患者耐受良好，减轻了患者痛苦，提高了患者的生活质量，具有很高的临床应用价值。

42 肺像个大气球怎么办

于冬梅

老张抽了一辈子的烟，也知道自己肺不好，因为他老是喘不上气，但就是不肯去看病，每天还是烟不离手。一天，老张实在觉得憋闷得慌，万般无奈走进了医院，不情不愿拍了个胸片后回到诊室，就被医生的话给吓到了："老张，你看你的肺，都快变成个大气球了，不憋闷才怪了。"原来，从 X 线片上看，老张的左肺几乎一半大小看起来空空的，什么都没有，余下的一半和右边的肺看起来有很多条条点点的东西，跟别人的差不多。老张一下子紧张起来了："这是咋了，这可咋办，我还有救吗？"当然有救，老张得的是肺气肿。

肺气肿是怎么形成的

简单地说，肺气肿就是因为各种原因，比如吸烟破坏了肺的细支气管和肺泡的结构及功能，所以在吸气时细支气管管腔扩张，空气进入肺泡，呼气

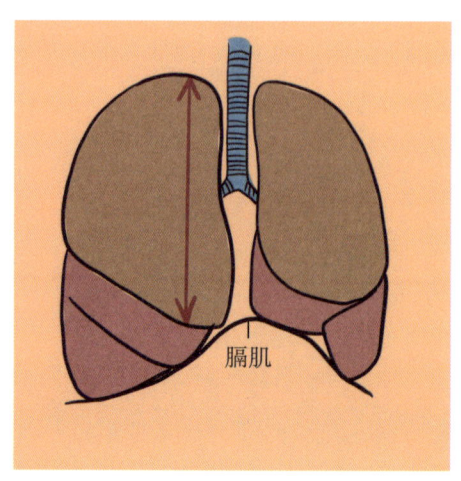

病变的肺，红色箭头代表肺气肿的肺部就像气球一样不断膨胀，失去了应有的弹性

时管腔缩小，正常情况下经过人体的气体交换后废气应该在呼气时排出体外，但现在却滞留在肺泡里排不出去了，循环反复这样，很快肺泡内的压力不断增高，导致肺泡过度膨胀甚至破裂。周而复始，破裂的肺泡越来越多，不断地融合在一起，就像老张的左肺一样，变成个"大气球"了，最终肺的功能减退了，大量的废气滞留在肺里，新鲜的空气进不进来，所以就越来越觉得喘不上气，憋闷难受了。

支气管镜介入治疗肺气肿

这种情况下，我们可以通过支气管镜介入治疗来帮助老张缓解症状，提高生活质量，那就是植入单向活瓣，达到滞留在体内的废气只出不进的目的。

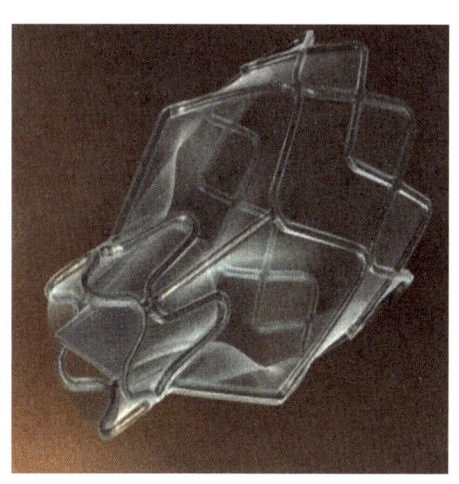

单向活瓣

这项技术主要的原理是：活瓣是单向通而不是双向通的，也就是说，气体只能从活瓣的一侧向对侧排出，而不能从对侧再次进入。我们从把这种单向活瓣放到病变部位后，病变的肺借助健康肺的呼吸运动而进行被动呼气，使活瓣远端残留在病变部位里的气体排出，进而使病变局部的肺慢慢萎陷，这样就达到了减容的效果，也就是支气管镜介入下肺减容术。

具体操作过程中，我们首先借助专业的设备确定肺气肿严重的部位有几处、在哪里，紧接着测量每个部位的大小，以便于确定需要放置什么型号的单项活瓣以及需要放置的数量。活瓣植入后没有特殊情况不再取出。

肺脏是一个不可再生的脏器。成年后肺脏的肺泡数量就不会再增加，一旦损伤，肺脏也能通过瘢痕的方式修复，但是不会再生成新的肺泡或其他物质来修补损伤部位。因此，肺气肿是一种很难治愈的疾病，无论是口服药物，还是支气管镜介入下肺减容术，都只能缓解症状；如果患者本人不能积极配合治疗去除病因，那么我们的任何治疗方案都会是低效的，甚至是无效的。所以，为了我们的肺健康，请大家还是远离烟草吧。

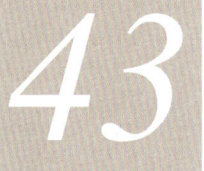

肺灌洗疗法："沐浴重生"

王海

老李是一位煤炭工人，长期在地下煤矿里工作，辛苦了将近30年，如今反复出现咳嗽、胸闷、呼吸不畅，并且乏力、行动缓慢。家属陪他去医院就医，做完影像学检查和抽血化验后，医生考虑他是职业病，建议他住院诊治。在住进医院1周后，被确诊为尘肺病。

忧心忡忡的他前去找医生谈话，问了他及该人群都很关心的三个问题：①我的病还可以治疗吗？②用的是什么治疗技术？③治疗后效果怎么样？

医生非常详细地给他做了解释，并耐心地讲解给他听。

尘肺病可以治疗吗

尘肺病是由长期大量吸入粉尘，粉尘在肺泡里蓄积过多造成的。可以了解一下相关法律规章制度，申请职业病鉴定的正规程序。目前来看，老李的

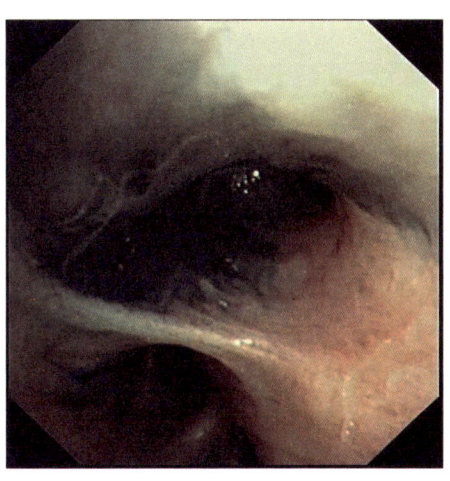

尘肺病，支气管见较多炭末沉积

病并非完全没有治疗方法,对于这样长期大量粉尘吸入性的肺病,建议做肺灌洗治疗,也就是指把肺泡里的粉尘尽量清洗出来,提升血氧饱和度,能改善症状、恢复体力。

什么是肺灌洗疗法

肺灌洗疗法,也就是俗称的洗肺,是指患者在静脉复合全身麻醉下,用双腔支气管导管置于患者气管与支气管内,一侧肺纯氧通气,另一侧肺用灌洗液反复灌洗。

肺的灌洗可分为小容量肺灌洗和大容量肺灌洗。小容量肺灌洗通常针对肺部感染、肿瘤等疾病做诊断,灌洗时间少,灌洗液也很少(大约100毫升),临床应用非常广泛。而大容量灌洗是指用大量生理盐水灌洗每个肺泡,起到清洗肺泡的作用。

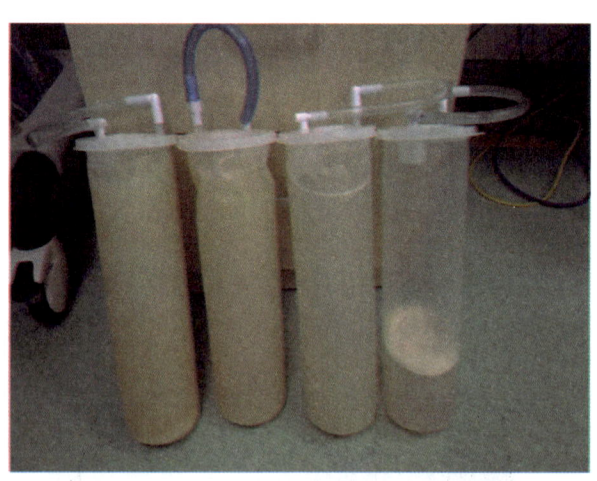

肺泡大灌洗术,回收了肺内乳白色沉积物(如果是尘肺病的肺灌洗,则通常是黑色或灰色的)

肺灌洗手术后能够改善症状,体质、体力得到恢复。主要适用于尘肺、硅肺、铸工尘肺、电焊工尘肺、水泥尘肺等各种无机粉尘所致的各期尘肺及肺内粉尘沉着症,以及肺泡蛋白沉积症、吸入性肺炎、放射性粉尘吸入等。

肺灌洗疗法是怎么做的

老李要做的尘肺病的肺灌洗属于大容量灌洗,主要是用生理盐水将黑色肺泡灌洗至干净的颜色，以达到灌洗目的。一般一侧肺行 5 000~10 000 毫升的 37℃生理盐水灌洗，灌洗液的回收率要达到 90% 以上。这样不仅能清除病变，而且能起到二级预防的作用，以改善肺部不适症状。

整个手术操作时间为 1~2 个小时，全身麻醉、气管插管，全程有监护仪监测各项生命体征及指标。如有持续性低氧、心率异常等现象，可随时终止操作。术中，医生会根据患者的具体情况，决定两侧肺的灌洗是一次性完成还是分次完成。

老李听完医生耐心的讲解后，便放心地签署了手术同意书，要求尽快行肺灌洗治疗。终于在几天后完成了治疗，麻醉苏醒后，他看着从自己肺里洗出来的几大瓶混浊黑色液体，老李真是有说不出来的开心，他非常真诚地感谢了所有手术医护人员。治疗结束后，他立刻觉得自己之前的症状得到了改善，可以畅快呼吸了，体质、体力也得到了一定程度的恢复。

44 支气管扩张症是怎么一回事

王海

支气管扩张症,俗称"支扩",是一种常见的慢性呼吸道炎症性疾病。顾名思义,支气管扩张症就是指支气管、细支气管不可逆地扩张了,较正常变大了,弹性减退了,随之产生了一系列症状。很多人并不了解这个疾病,接下来给大家稍作介绍。

支气管扩张症有什么症状

支气管扩张症的典型症状有慢性咳嗽、咳大量脓痰和反复咯血。

哪些人容易患支气管扩张症

其实,生活中有很多人患有此病,但因没有引起足够重视等原因而被忽略。此病在我国的发病率无性别差异,且随着年龄的增大而增长。

为什么会患支气管扩张症

支气管扩张症的主要致病因素是支气管感染、阻塞和牵拉。部分有先天遗传因素。

支气管扩张症能不能治愈

很多患者关心支气管扩张症能不能彻底治愈?遗憾的是,答案是否定的。支气管扩张症的病程较长,病变不可逆转。而且由于反复感染,特别是广泛性支气管扩张,可严重损害患者的肺组织及其功能,影响患者的生活质量,并造成经济负担。

怎么样才能确诊是支气管扩张症

支气管扩张症的诊断是什么样的？除了前面说的患者有典型的咳嗽、咳痰、咯血等临床症状，重要的检查是胸部 CT 扫描，在 CT 影像上如果能看到典型的气管结构改变，就可以明确诊断。

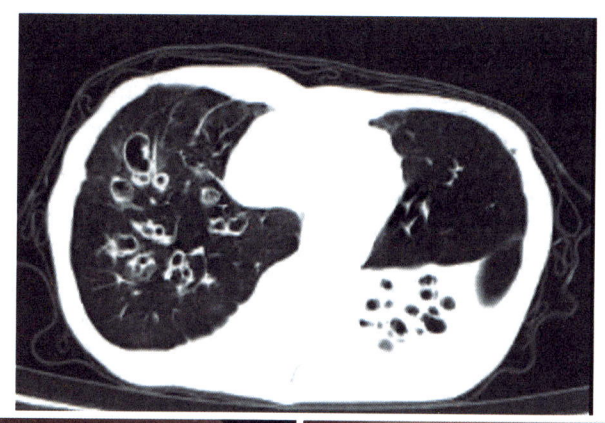

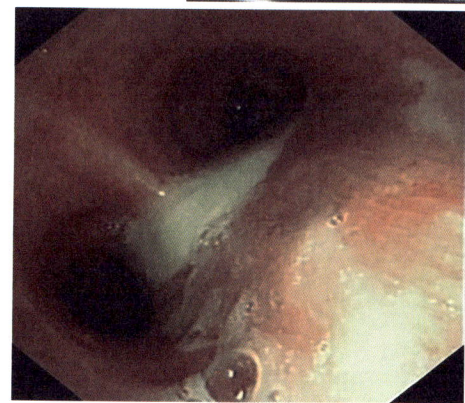 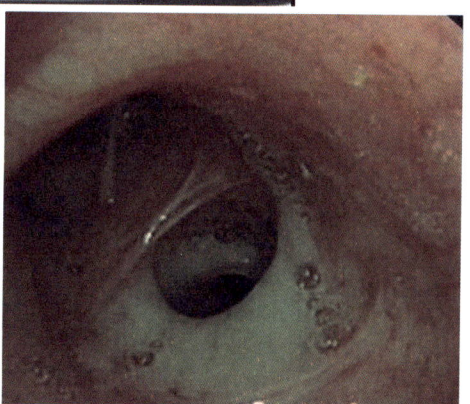

支气管扩张症，CT 可见气管呈囊状改变，内镜见支气管内较多白痰

当支气管扩张症合并感染时，就需要支气管镜登场了。内镜下可见支气管扩张症患者的气管、双侧支气管有大量黄白色痰液，黏膜经常充血肿胀。

支气管扩张症合并感染的病原体种类型有很多，包括细菌、真菌等，我们需要进行支气管镜检查，通过内镜在病灶部位进行取样，一般包括：生理盐水灌洗并回收，细胞刷行刷检，甚至必要时行支气管黏膜活检等。然后，把收集的标本送进一步检测，找到感染的具体菌种，这样才能做出精确诊断及进一步针对性治疗。

如何治疗支气管扩张症

• 对于稳定期支气管扩张症患者，以对症治疗为主。需要对气道行清理积蓄的痰液治疗，做到定期排痰，一般采用物理治疗协助排痰，必要时可口服化痰药。这对减少患者急性加重发生及改善临床预后具有重大意义。

• 对于急性加重期支气管扩张症患者，除了行针对性治疗之外，还要跟大家介绍一下支气管镜下的气道廓清治疗作用。简单说就是，支气管镜下可以直视痰液潴留部位，达到快速、有效的气道痰液清除，可以有效改善症状、及时恢复气道通畅，特别是延缓该部分患者急性加重发生。另外，支气管镜还可用于支气管扩张症合并病原菌感染病例的支气管内药物灌注局部治疗，通过支气管镜向目标肺内注入药物达到治疗效果。

希望各位患者能准确、规范地认识支气管扩张症，了解支气管镜检查在明确支气管扩张症合并感染的诊治过程中有一定作用，也可帮助急性加重期支气管扩张症患者廓清气道，有一定治疗作用。

45 胸水不断、难诊断怎么办

杨莉

支气管镜作为一种重要的呼吸道诊断工具，能够帮助医生有效地观察肺部的病变，并通过支气管镜下的活检和样本采集，为疾病的诊断提供关键线索。然而，在某些情况下，支气管镜和其他影像学手段可能无法明确如胸水（胸腔积液）等疾病的病因。这时，胸腔镜的微创技术便发挥了巨大的作用。通过胸腔镜，医生可以直接观察胸腔内的病变，进行病灶的取样和活检，并进行治疗操作，如胸壁取病理、胸腔引流、药物灌注等。

什么是胸水

在正常情况下，附着在肺表面的脏层胸膜和胸壁的壁层胸膜表面有一层很薄的液体，在呼吸运动时起润滑作用，以减少呼吸时产生的摩擦。胸腔积

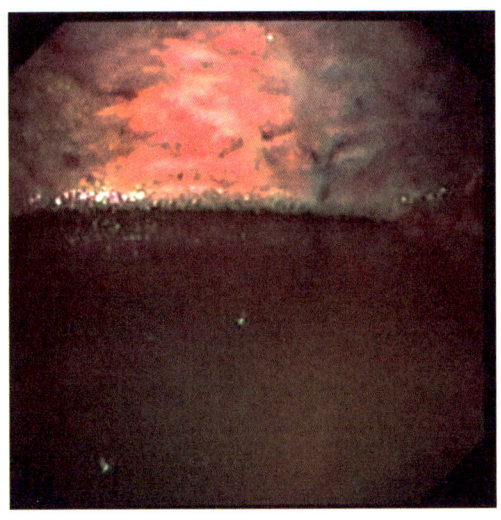

胸腔内大量胸水

液，简称为胸水，是由各种病因导致的肺和胸壁之间腔隙（胸膜腔）内液体形成过快或吸收过缓导致的胸膜腔内液体增多的异常情况。

引起胸腔积液的病因复杂繁多，很多疾病均能引起胸腔积液，例如：心力衰竭、心包炎、肺结核、肺炎、系统性红斑狼疮、类风湿关节炎、恶性肿瘤胸膜转移、间皮瘤、肺梗死、低蛋白血症、肝硬化、肾病综合征、急性肾小球肾炎、主动脉瘤破裂、胸导管破裂等。

胸水引起的症状

不同的胸水量，引起的患者的症状是不同的。

- 如果是少量胸水，往往患者无明显呼吸困难等症状，通常是因为其他原因接受超声检查或者 X 线、CT 检查的时候偶然间发现的。
- 随着胸水量的增加，患者症状逐渐增加，呼吸困难是胸水患者最常见的症状，多伴有胸痛和咳嗽。病因不同，其症状也会有所差别。一旦发现胸水，要尽早明确病因并及时治疗，从而提高患者治疗的效果及预后。

如何找到造成胸水的罪魁祸首

通常情况下，患者的临床表现、影像学、抽取胸水送检、经皮胸膜活检等可提供一些疾病的证据，然后判断多数患者胸腔积液的病因，但是仍有 10%~25% 的患者经过以上多种诊断方式，还是不能明确病因，此时内科胸腔镜检查是不可或缺、更为高效的诊治技术。

内科胸腔镜作为一种微创操作，最早是由爱尔兰人 Francis-Richard Cruise 在 1866 年开展的。1910 年，哥本哈根的内科医生 Haus-Christian Jacobaeus 首次发表了胸腔镜相关论文，成为公认的"胸腔镜之父"。在抗生素诞生之前，胸腔镜下的人工气胸技术是肺结核患者的重要治疗方式；在 20 世纪 50 年代以后，随着抗结核药物的诞生，药物治疗成为肺结核的主要治疗方式，胸腔镜逐渐被应用在许多其他肺部疾病的诊疗方面。后来，为了与外科胸腔镜相区别，有了"内科胸腔镜"和"外科胸腔镜"之分。

内科胸腔镜目前不仅仅可以用在不明原因的胸腔积液的诊断中，还可以对弥漫性恶性胸膜间皮瘤进行诊断，以及进行肺癌分期。并且，其可对恶性或复发性胸腔积液、早期的脓胸、自发性顽固性气胸、胸膜粘连的分解等进行治疗。

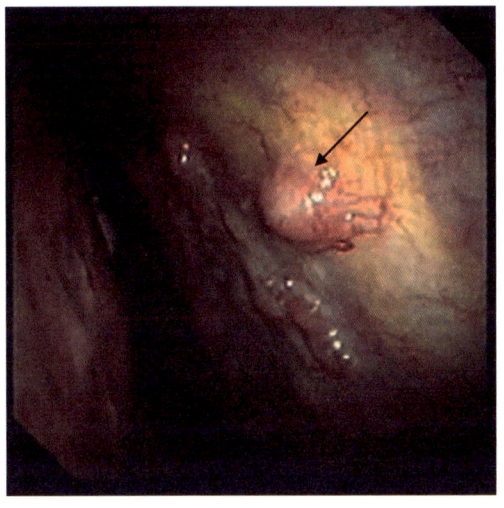

胸腔积液患者通过内科胸腔镜检查发现胸膜肿瘤（箭头所指）

内科胸腔镜如何操作

- 首先，在术前选定的操作部位进行局部麻醉或者全身麻醉。
- 接着，在患侧胸壁上切开约 1 cm 的小切口。
- 然后，通过这个小切口置入鞘管，胸腔镜通过鞘管进入胸腔后动态观察胸膜腔。
- 最后，在胸膜病变处活检取材送进一步检查。如果是内科胸腔镜下治疗的患者，则在此步骤进行胸腔镜下的相关操作。

随着时代的快速发展，内科胸腔镜技术也在不断进步，许多新技术的应用进一步提高了内科胸腔镜操作的安全性，并且提高了诊断率，还能在治疗方面大展身手。例如，微针胸腔镜、硬质及半硬质内科胸腔镜、胸腔镜联合特殊成像技术等新设备，内科胸腔镜下冷冻活检、现场快速病理、海博刀等新技术，为诊断和治疗不明原因胸腔积液及胸膜病变提供了更好的手段。

内科胸腔镜作为一项安全系数高、诊疗率高的微创技术，综合了通过支气管镜下进行介入诊疗的安全、可直视、微创等优点，且医疗费用低，并且随着操作设备的改进以及更多新技术的应用，内科胸腔镜的操作将更安全、更便捷，在临床中得到了广泛的应用。

参考文献

[1] Alberg AJ, Brock MV, Ford JG, et al. Epidemiology of lung cancer: diagnosis and management of lung cancer, 3rd ed: American College of Chest Physicians evidence-based clinical practice guidelines[J]. Chest, 2013 May, 143(5 Suppl): e1S-e29S.

[2] Ali MS, Trick W, Mba BI, et al. Radial endobronchial ultrasound for the diagnosis of peripheral pulmonary lesions: a systematic review and meta-analysis[J]. Respirology, 2017, 22(3): 443-453.

[3] Bouledrak K, Walter T, Souquet PJ, et al. Les carcinordes bronchiques métastatiques[J]. Rev Pneumol Clin, 2016 Feb, 72(1): 41-48.

[4] Chen WF, Chen PP, Li XY, et al. Clinical characteristics and treatments for bronchial Dieulafoy's disease[J]. Respir Med Case Rep, 2019 Jan 7, 26: 229-235.

[5] Criner GJ, Eberhardt R, Fernandez-Bussy S, et al. Interventional bronchoscopy[J]. Am J Respir CritCare Med, 2020 Jul 1, 202(1):29-50.

[6] El-Sherief AH, Lau CT, Wu CC, et al. International association for the study of lung cancer (LASLC) lymph node map: radiologic review with CT illustration[J]. Radiographics, 2014, 34(6): 1680-1691.

[7] Feller-Kopman DJ, Reddy CB, Decamp MM, et al. Management of malignant pleural effusions. An official ATS/STS/STR clinical practice guideline[J]. Am J Respir Crit Care Med, 2018, 198(7): 839-849.

[8] Guo HY, Pan XQ, Hu M, et al. Medical thoracoscopy-assisted argon plasma coagulation combined with electrosurgical unit for the treatment of refractory pneumothorax in elderly patients[J]. Ann ThoracCardiovasc Surg, 2019, 25(5): 237-245.

[9] Lee SC, Kim EY, Chang J, et al. Diagnostic value of the combined use of radial probe endobronchial ultrasound and transbronchial biopsy in lung cancer[J]. Thorac Cancer, 2020, 11(6): 1533-1540.

[10] Manal E, Nahid Z, Hanane B, et al. La tuberculose endobronchique[J]. Rev Pneumol Clin, 2017 Apr, 73(2): 55-60.

[11] Miller RJ, Casal RF, Lazarus DR, et al. Flexible bronchoscopy[J]. Clin Chest Med, 2018 Mar, 39(1):1-16.

[12] Mincholé E, Penin RM, Rosell A. The utility of linear endobronchial ultrasound for the incidental finding of Dieulafoy disease of the bronchus[J]. J Bronchology Interv Pulmonol, 2018 Oct, 25(4): e48-e50.

[13] Moisiuc FV, Colt HG. Thoracoscopy: origins revisited[J]. Respiration, 2007, 74(3): 344-355.

[14] Ravaglia C, Wells AU, Tomasseti S, et al. Diagnostic yield and risk/benefit analysis of trans-bronchial lung cryobiopsy in diffuse parenchymal lung diseases: a large cohort of 699 patients[J]. BMC Pulmonary Medicine, 2019 Jan 16, 19(1): 16.

[15] Sève P, Pacheco Y, Durupt F, et al. Sarcoidosis: a clinical overview from symptoms to diagnosis[J]. Cells, 2021 Mar 31, 10(4): 766.

[16] Song N, Yang L, Wang H, et al. Radial endobronchial ultrasound-assisted transbronchial needle aspiration for pulmonary peripheral lesions in the segmental bronchi adjacent to the central airway[J]. Transl Lung Cancer Res, 2021, 10(6): 2625-2632.

[17] Thiam K, Guinde J, Laroumagne S, et al. Lateral decubitus chest radiography or chest ultrasound to predict pleural adhesions before medical thoracoscopy: a prospective study[J]. Thorac Dis, 2019,11(10): 4292-4297.

[18] 蔡志刚, 张树森. 2019 版《成人诊断性可弯曲支气管镜检查术应用指南》更新要点解读 [J]. 河北医科大学学报, 2020, 41(11): 1241-1244+1250.

[19] 陈昶, 汪浩, 顾晔. 呼吸内镜基础培训教程 [M]. 上海：上海科学技术出版社, 2023.

[20] 陈红杰, 苗丽君, 张国瑞, 等. 气管支气管淀粉样变 27 例诊治分析 [J]. 中国实用医刊, 2022, 49(1): 1-5.

[21] 陈相, 陈丽秀. 径向超声非实时引导下经支气管镜肺活检对周围型肺癌患者的诊断作用分析 [J]. 世界复合医学, 2023, 9(09): 57-59.

[22] 丁卫民, 唐神结, 傅瑜. 重视气管支气管结核的综合规范治疗 [J]. 中华结核和呼吸杂志, 2021, 44(4): 288-291.

[23] 董明霞. 用福多司坦、全肺大容量灌洗疗法配合汉防己甲素治疗Ⅱ期尘肺的效果评价 [J]. 当代医药论丛, 2019, 17(08): 162-163.

[24] 甘振勇, 丘新才, 梁永锋, 等. 超声引导下经支气管针吸活检术在鉴别纵隔与肺门病变中诊断价值 [J]. 现代诊断与治疗, 2022, 33(01): 83-85.

[25] 呼玮, 张杰, 王娟, 等. 内科胸腔镜术前实施人工气胸的利弊分析 [J]. 中华结核和呼吸杂志, 2018, 41(10): 793-798.

[26] 黄飞. 呼吸介入让患者"镜"下无忧 [N]. 青岛日报, 2024-07-23(008).

[27] 李强. 呼吸内镜学 [M]. 上海：上海科学技术出版社, 2003.

[28] 李时悦, 欧阳能太, 钟南山. 骨化性气管支气管病 [J]. 中华结核和呼吸杂志, 2001, 24(7): 414-416.

[29] 李一诗. 经支气管冷冻肺活检在弥漫性肺疾病中的应用与研究 [D]. 重庆：重庆医科大学, 2020.

[30] 吕莉萍. 气道腔内病变的诊疗 [J]. 中华医学信息导报, 2010, 25(19): 17-18.

[31] 倪彭智, 俞豪杰, 汤杰, 等. 机器人支气管镜系统应用的研究进展及其与人工智能结合的展望 [J]. 中国胸心血管外科临床杂志, 2021, 28(10): 1167-1171.

[32] 秦林. 支气管镜检查：探寻气道深处的病变 [J]. 家庭医药 (就医选药), 2024, (07): 80-81.

[33] 冉雪梅, 刘碧翠, 胡学进, 等. 冷冻技术在肺部疾病中的诊断、治疗及其并发症研究进展 [J]. 现代医药卫生, 2021, 37(24): 4222-4226.

[34] 孙娇娇. 经电子支气管镜诊断肺癌的临床分析 [D]. 山东：山东第一医科大学，2019.

[35] 王广发，黄珺君，章巍. 成人诊断性可弯曲支气管镜检查术应用指南（2019年版）[J]. 中华结核和呼吸杂志，2019, (8): 573-590.

[36] 王洪武，张浩波. 中央型气道狭窄的诊断与腔内治疗 [J]. 中国肺癌杂志，2011, 14(9): 739-743.

[37] 王娜. 小容量的肺灌洗疗法治疗矽肺的效果评价 [J]. 当代医药论丛，2018, 16(13): 57-58.

[38] 王宁，王春喜，张纳新. 支气管镜在弥漫性肺疾病诊断中的研究进展 [J]. 中国医疗器械信息，2021, 27(14): 17-19.

[39] 文世媛. 联合麻醉与利多卡因雾化吸入在支气管镜检查中的麻醉效果研究 [D]. 山东：山东大学，2015.

[40] 吴焱，张秋荣. 支气管镜在肺部感染诊疗中的应用研究进展 [J]. 微创医学，2024, 19(03): 303-307.

[41] 吴月娥，武怡，张冲林，等. 纤维支气管镜在儿科呼吸疾病诊治中的应用 [J]. 中国医药导刊，2015, 17(08): 795-797.

[42] 徐玉东. 人体解剖生理学 [M]. 北京：人民卫生出版社，2007:172-175.

[43] 杨文慧. 支气管镜介入治疗大气道内肿瘤的研究进展 [J]. 中国城乡企业卫生，2022, 37(03): 41-43.

[44] 张华，王蕾，葛长胜，等. 经内科胸腔镜行巨型肺大疱减容术的疗效及安全性研究 [J]. 中华医学杂志，2021, 101(30): 5.

[45] 张芸. 带你了解支气管结核 [J]. 人人健康，2024, (17): 84-85.

[46] 赵星月，潘君，黄可. 我国慢性呼吸系统疾病防治有成效 [N]. 健康报，2024-08-27(001).

[47] 中华人民共和国国家卫生健康委员会办公厅. 呼吸内镜诊疗技术临床应用管理规范 (2019年版) [EB/OL]. (2019-12-12)[2022-12-13]. http://www.nhc.gov.cn/yzygj/s3585/201912/994f74193202417e5adbclfc601fbs/fles/6739ec9791ff4a65801d710527be9fa4.pdf.

[48] 朱慧. 支气管镜下肺泡灌洗治疗对支气管扩张合并感染患者的疗效观察 [J]. 大医生，2024, 9(10): 42-44.